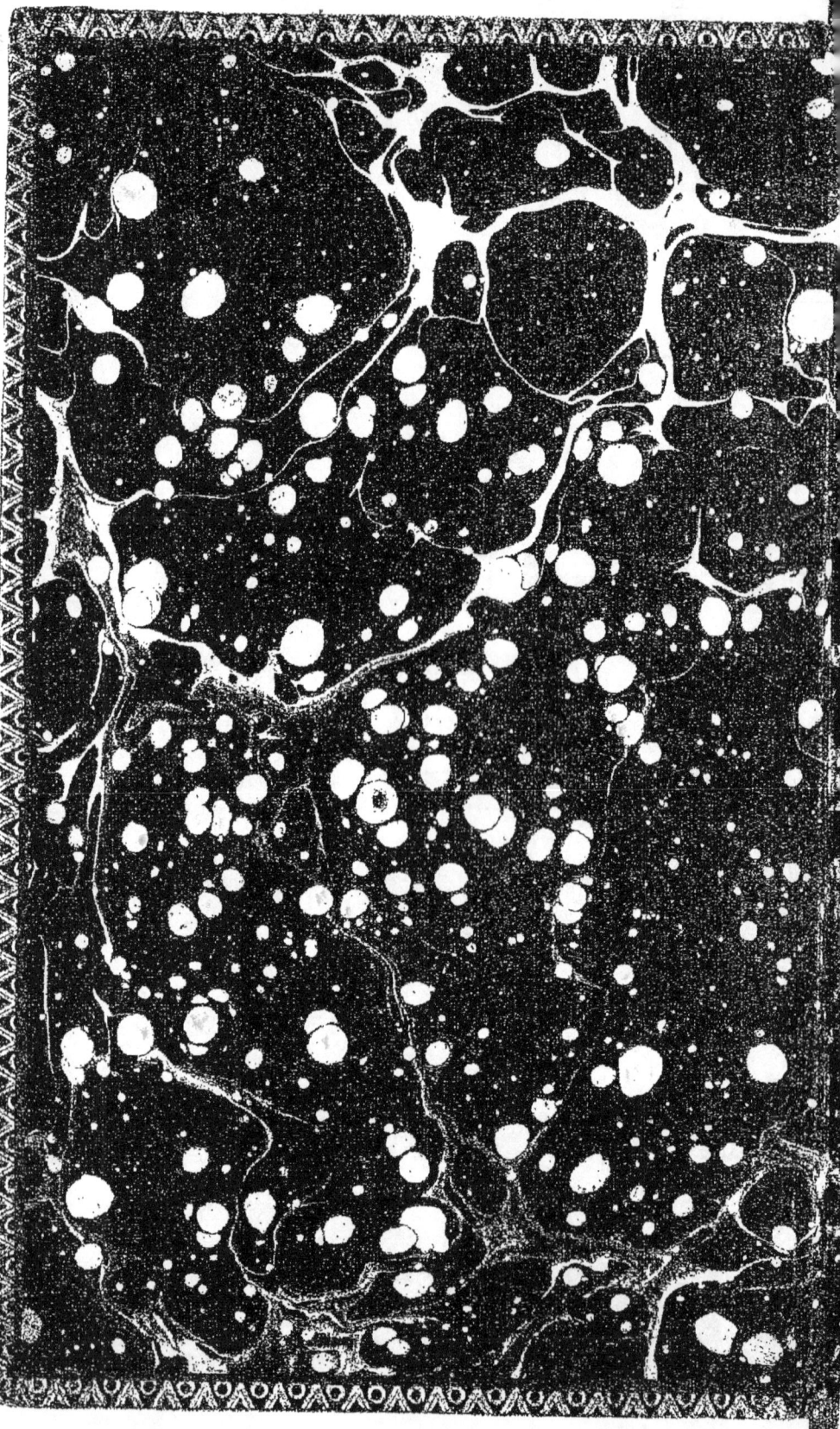

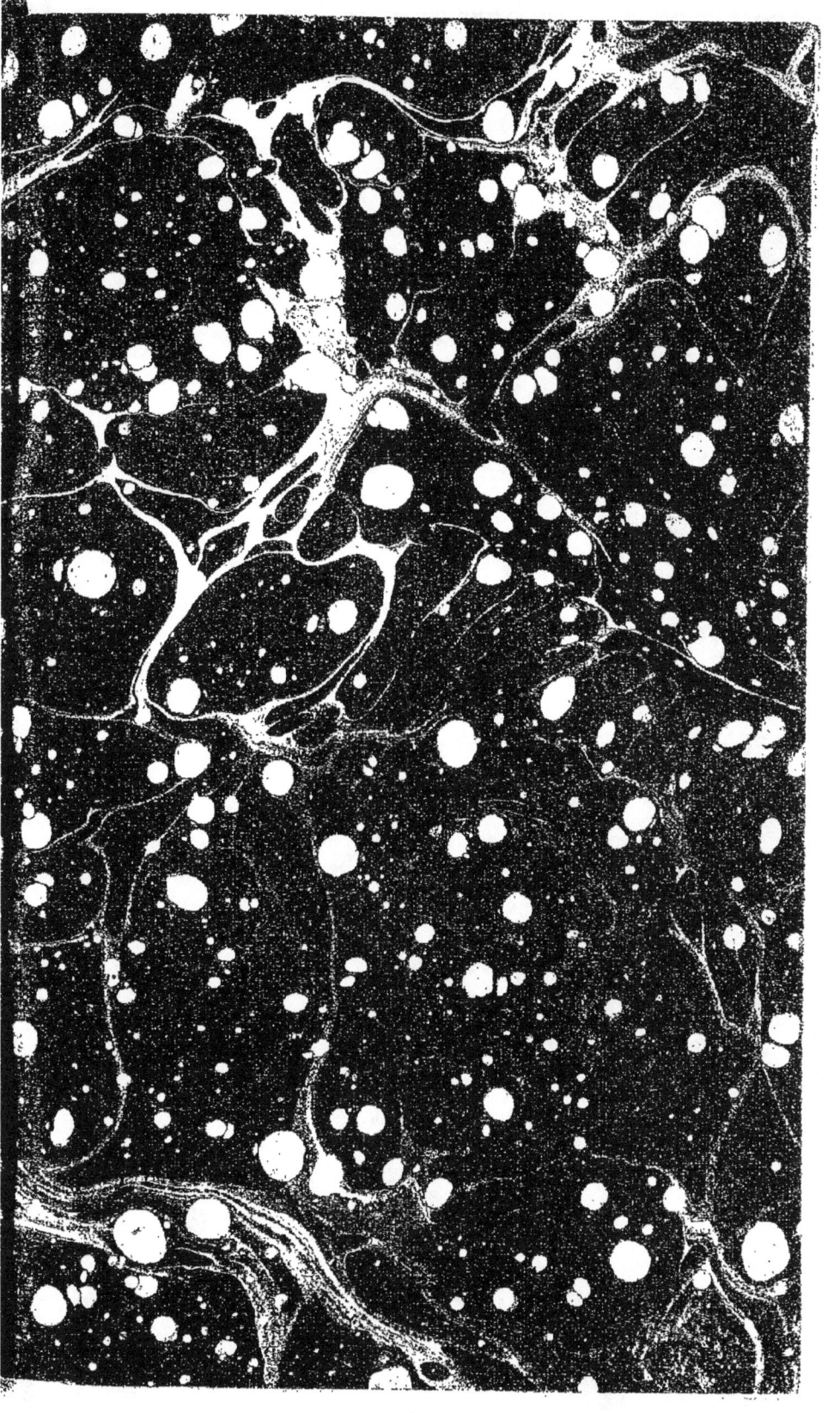

CLINIQUE

CHIRURGICALE

RELATIVE AUX PLAIES.

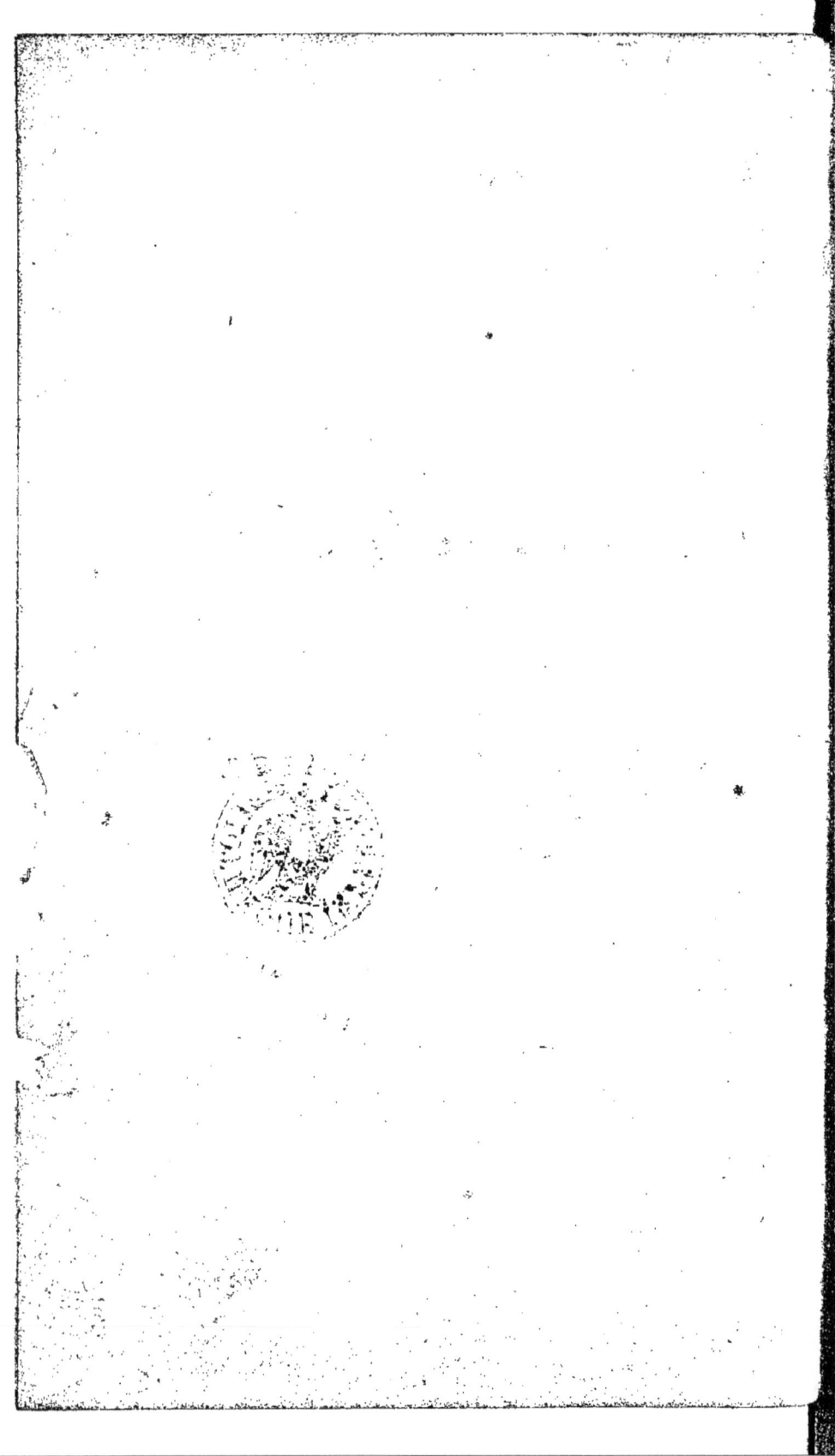

CLINIQUE
CHIRURGICALE
RELATIVE AUX PLAIES,

POUR FAIRE SUITE

à l'Instruction sommaire sur l'art des pansemens.

PAR LOMBARD,

Chirurgien en chef et Professeur à l'hôpital militaire d'instruction de Strasbourg; de l'institut national, et de la société de médecine de Paris.

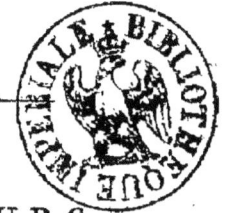

STRASBOURG,
Chez FRANÇOIS-GEORGE LEVRAULT, imprimeur-libraire.
Et à PARIS,
Chez BARROIS, le jeune, libraire, rue Haute-feuille N.° 22.

An VI de la République française.

A mon ami LAURENT,

MÉDECIN EN CHEF

DE L'HOPITAL MILITAIRE

DE STRASBOURG.

En plaçant ton nom à la tête de cette clinique, je satisfais bien agréablement à une partie des devoirs que m'impose l'étroite amitié qui nous unit sans interruption depuis longues années.

S'il étoit possible, mon ami, que tu pusses dérober quelques instans à l'obligation que tu t'es faite de les sacrifier tous au salut et à la prospérité de la République, je t'engagerois à parcourir ce petit travail. Tu verrois qu'il se réduit à des détails très-resserrés de nos conférences particulières sur les moyens les plus prompts de hâter l'instruction, et sur l'importance de conserver à l'état des hommes qui lui sont extrémement chers sous tous les rapports.

Puisque toujours nos désirs ont été communs, tes vœux pour leur accomplissement ne peuvent manquer d'être les miens.

Salut, santé et longévité.
LOMBARD.

Les misères attachées à l'existence de l'homme, dès le moment de sa naissance, lui imposèrent, par un instinct commun à tous les êtres vivans, la sévère nécessité de chercher les moyens de se soulager dans ses souffrances, et de prolonger sa vie. La douleur, maladie essentielle et symptôme général de toutes les affections nuisibles, lui inspira l'application de divers topiques, avant que de hasarder des remèdes internes pour lesquels il a naturellement de la répugnance. Dans le nombre de ceux qu'il essaya tour à tour, quelques-uns remplirent son vœu : ces succès, quoiqu'éphémères, ne laissèrent pas que de les lui rendre précieux, et il les accrédita. L'usage les ayant adoptés par succession de temps, les personnes qui sembloient s'intéresser plus particulièrement à des découvertes de ce genre, les recueillirent avec soin, et en firent leur profit.

Ces topiques prirent ensuite un rang dans la ïatraleptique, et furent bientôt universellement répandus. Mais, dans ces temps reculés, l'habitude et la mémoire faisoient tout le mérite de celui qui se vouoit par état au secours de ses semblables. L'art n'étoit point encore né, et la science de cet art ne pouvant exister sans lui, il n'y avoit alors ni science ni art. Aussi ne se dirigeoit-on, à cette époque, que d'après un savoir obscur qui tenoit lieu de l'un et de l'autre.

Les choses étoient telles avant Hippocrate: il fut le premier, selon la tradition, qui sentit la nécessité d'établir des règles dans l'administration des moyens proposés pour guérir. Ces règles, généralement adoptées, devinrent autant de préceptes, qui depuis ont toujours été respectés des médecins, jusqu'à nos jours.

Il seroit pardonnable de croire que là où commençoit la médecine raisonnée, l'empirisme dût finir: mais pas du tout. Au contraire, chacun s'empressa à l'envi de déposer dans les registres ouverts pour l'agrandissement de cet art des recettes de toute espèce, sous prétexte de l'enrichir toujours plus : c'est au point que, né, pour ainsi dire, dans l'indigence, il regorgea bientôt de richesses. Cette surabondance de biens devoit nécessairement jeter de la confusion dans le choix des moyens, et c'est ce qui arriva. C'est ainsi que, pour avoir eu d'abord trop en jouissances, il fut réduit, peu de temps après, à des besoins réels. Dans cette conjoncture, les savans de tous les pays, et ceux qui travailloient pour le devenir, sentirent toute l'importance de soustraire du code de ces remèdes une grande partie de ceux dont il étoit connu qu'abusoient les personnes à qui leur administration étoit confiée. Mais cette soustraction n'ayant pu être faite avec la sévérité qu'eussent exigée des connoissances égales à celles du moment actuel, on en conserva grand nombre dont le moindre vice étoit l'inutilité.

Il ne faut pas se dissimuler, cependant, que beaucoup d'entre ces remèdes, d'une efficacité constatée par un long usage et une multitude de faits, ont été enveloppés dans cette réforme, ou sont tombés en désuétude. On est redevable à l'empirisme et au hasard des circonstances qui les ont reproduits, du fruit avantageux qu'en a recueilli depuis la chirurgie exercée par des personnes qui ont su les apprécier. Il est évident, dès-lors, que, si elle a effectivement gagné d'un côté, elle a incontestablement perdu de l'autre.

Les plaies, qui, dans ce moment, font tout l'objet de notre attention, sont invariablement soumises à divers moyens curatifs externes, dont l'application variée n'est nullement indifférente. Ces moyens consistent dans les remèdes et les instrumens : mais la propriété relative des uns, et l'emploi raisonné des autres, ne sont point encore assez connus du jeune praticien pour qu'il soit dispensé de les étudier. Les premiers sont resserrés aujourd'hui dans une enceinte très-étroite, tandis que les seconds parcourent encore un espace fort étendu. C'est de tout temps, au reste, qu'en voulant réprimer des abus, on en a créé de nouveaux : ce mal est presque inévitable. S'il est un vice dans le mode de réforme des remèdes, c'est certainement celui de l'avoir faite trop sévère. On n'a pas assez réfléchi qu'en supprimant certains topiques distingués par l'expérience, on privoit la chirurgie de puissantes ressources, en même temps qu'on nuisoit à l'humanité. Vainement recherche-t-on dans les nouveaux codes la composition de plusieurs remèdes, en réputation autrefois, dont les vertus étoient frappantes; on ne les retrouve plus. Heister rappelle bien, dans sa chirurgie, le nom des auteurs qui en ont chéri quelques-uns, dont il donne la composition en désignant leurs propriétés; mais l'usage s'est refusé à les réintégrer. Parmi les plus accrédités pour la guérison des tumeurs blanches, des articulations, il en indique un, entre autres, de l'efficacité duquel je suis le garant.

C'est ainsi qu'on a perdu de vue la composition de différens topiques vantés par Aquapendente, sur tout contre les ulcérations scrophuleuses. Je n'en parle ici que par réminiscence, ayant eu occasion de les employer nombre de fois avec un succès assez constant.

Si, du temps d'Ambroise Paré et de Jean Dévigo, de qui nous n'avons guères conservé que son emplâtre de *ranis c. m.*, la chirurgie topique étoit encore excessivement surchargée, on ne sauroit nier que dans le nombre de ces remèdes il n'y en eût de doués d'une vertu particulière. Ceux qui ont parcouru les chapitres intéressans de la chirurgie de Paré, ont lu, sans doute, qu'il employoit déjà avec confiance l'arsénic contre les ulcères cancéreux de la face, remède duquel on a fait long-temps un mystère. Il y a même lieu de présumer que c'est en considération de ses heureux effets qu'il le désigne sous le nom de poudre divine. L'art auroit infailliblement perdu ce topique efficace, ainsi que tant d'autres, si l'empirisme ne les lui eût fait recouvrer.

Le cataplasme dont Denis Pomaret loue tellement la vertu contre les loupes du genre des méliceris, qu'il le regarde comme spécifique, eût été également oublié pour toujours, si les chirurgiens vulgaires ne l'eussent remis entre les mains d'où il étoit sorti. Pourquoi donc avoir dédaigné un remède aussi salutaire que simple? Un topique qui guérit n'est-il pas préférable aux incisions, aux excisions, aux extirpations du kiste; en un mot, qui, indépendamment des douleurs inséparables des opérations que l'une et l'autre exigent, et des accidens dont elles sont susceptibles, laissent des plaies dont la cicatrisation est quelquefois d'une lenteur interminable?

L'aconit, remède généralement trop négligé, dont la préparation employée avec méthode a communément réussi à atténuer et à dissiper les douleurs rhumatismales, est presque entièrement méconnu aujourd'hui. Cette affection, si fréquente parmi les militaires qui dans les armées actives ont été harrassés de fatigues et exposés à toutes les intempéries des saisons, est bornée à attendre, comme dernière ressource, les secours souvent infidèles des eaux thermales. Le transport des malades dans ces établissemens étant un objet considérable de dépenses pour le gouvernement, n'auroit-on pas dû profiter des moyens que l'art, fort de l'expérience, offre pour l'éviter? Ce remède, pour agir utilement, n'a besoin que de quelques légers accessoires, dont on peut hardiment confier la direction au sens commun.

Autrefois que l'aconit faisoit partie des médicamens disponibles dans les hôpitaux, je l'ai fait servir avec efficacité en pareil cas; souvent aussi je l'ai employé fructueusement, lorsqu'à des symptômes vénériens étoient réunies des douleurs de rhumatisme, qu'il importe de ne pas confondre avec les douleurs ostéocopes, siphilitiques ou mercurielles.

Je ne cite, pour ce moment, que ce qui se présente à ma mémoire, sans rien exiger d'elle. Je ne tarirois pas, si je voulois faire une énumération recherchée des prodiges qu'ont opérés différens topiques sur des maladies que l'on regarde aujourd'hui comme l'opprobre de la chirurgie, à laquelle il ne reste plus que le fer et le feu pour les combattre, et le plus souvent sans succès.

Lorsque j'ai réuni, dans ma dissertation sur les propriétés de l'eau appliquée extérieurement, les avantages qu'on pouvoit en tirer dans nombre de cas, je n'ai point exclu les autres topiques connus par leurs effets salutaires dans plusieurs circonstances. Vanter les vertus d'un remède, n'est ni insulter au mérite des autres, ni vouloir les réformer définitivement à son avantage. Je me demande alors, comment on a pu négliger de rassembler tant de topiques dont le mérite est constaté par de nombreux faits? N'est-il pas vrai qu'en les mettant sous les yeux et sous la main des nouveaux praticiens, ils auroient été frappés de leurs résultats? eût-il pu se faire qu'en les raisonnant d'après les moindres connoissances dans les principes de l'art, ils n'eussent pas appris à les appliquer utilement?

Pourquoi donc, enfin, ne pas avoir le courage de dire qu'en voulant trop simplifier la médecine chirurgicale, on l'a appauvrie? A-t-on cru satisfaire au point délicat et intéressant du précepte, en confondant mal-adroitement le terme de *simplifier* (qui ne signifie autre chose, ici, que de formuler simplement, et de donner la préférence aux préparations simples sur les composées) avec celui de *réformer* les moyens curatifs indistinctement? il est probable. Il est surprenant que ceux qui ont donné occasion à cette erreur, n'ayent pas réfléchi qu'ils mettoient l'art au dépourvu, sans en avoir l'intention. Ce n'est certainement pas ainsi que l'entendoient Bayle, Ramazzini, ni Hoffmann, lorsqu'ils se sont si justement élevés contre ces longues prescriptions, dans lesquelles, pour faire preuve de savantisme, on faisoit entrer une énorme quantité d'ingrédiens d'une vertu différente, dont les uns combattoient et annulloient les effets des autres, ou les pervertissoient.

Ce n'est certainement pas rehausser la mémoire d'un homme qui a illustré son siècle que de s'en autoriser pour assigner la cause matérielle des maladies à la tension ou à la rigidité des solides, ou à leur relâchement, ou à leur débilité, ou à l'épaississement des humeurs, ou à leur trop grande fluidité : qui a pu jamais l'ignorer? L'homme de l'art, qui en bégaye les rudimens, sait déjà que son corps n'est qu'un composé de solides et de fluides, et que de leur concours mutuel uniforme dépend la santé. Je dirai mieux: le malade lui-même, auquel je ne suppose aucune connoissance de la composition de son être, ne distingue-t-il pas toujours les maux dont il se plaint à celui qui l'interroge sur la nature de ses souffrances? ou il lui accuse une tension, ou une roideur universelle, ou un tel état de foiblesse que toutes ses parties languissent; et quand le médecin n'auroit pas le pouls pour se convaincre de la vérité, c'en seroit assez, je crois, pour lui tracer la route qu'il a à suivre, afin de rétablir l'ordre.

Mais pense-t-on bien sérieusement avoir suffi à tout, en rapportant uniquement les causes des divers dérangemens de la santé à ces deux affections opposées des solides, la tension ou la débilité? j'ai peine à me le persuader: je crois les fluides très-susceptibles d'y concourir, soit comme cause première, soit comme cause seconde, attendu qu'ils sont inséparables des solides; mais ce qui est sans contredit le plus difficile à saisir, ce sont les différens caractères d'altération dans lesquels passent ces fluides.

Or, pour combattre utilement la nature de l'acrimonie dont ils sont imprégnés, il importe d'être éclairé sur la cause de ces altérations et sur leur genre, afin de ne pas confondre les effets de l'une avec les effets de l'autre : il n'est pas moins nécessaire d'avoir une connoissance parfaite des diverses constitutions. Et combien encore d'accessoires à ces causes principales ne peuvent-ils pas jeter de variétés dans l'altération de ces humeurs! est-il possible, alors, que les remèdes tirés d'une même classe, ou à peu près, suffisent à tout? Que de moyens ont échoué contre certaines gales, ou contre des dartres, dont l'aspect n'annonçoit cependant rien de résistible! etc.

Il seroit à désirer que l'on eût attaché le même intérêt aux topiques qu'aux instrumens : on a corrigé ceux-ci peu à peu ; on en a substitué de corrects aux défectueux, tandis qu'on a réformé ceux-là tout à coup, sans les remplacer, ou sinon d'une manière qui n'a pas toujours justifié la validité de ce remplacement. L'étroitesse des connoissances d'alors n'a pas permis de voir que c'étoit la nécessité de perfectionner l'art qui faisoit rechercher la perfection des instrumens, et ce qui étoit vraiment sublime a été pris pour futile.

Le génie des praticiens expérimentés en a imaginé d'autres parfaitement conformes au besoin, pour suppléer à ceux qui ont été retranchés du tableau représentatif de l'arsenal de chirurgie. Il n'est guères que les empiriques,

opérateurs

opérateurs de métier, qui en aient conservé quelques-uns de forme ancienne; mais ils ne font pas partie de ceux que les agens de l'art ont mûrement délibéré d'adopter, non qu'ils aient renoncé à y faire encore à l'avenir quelques changemens utiles. Il est vrai que, prévenu de fausse doctrine, on ne voit jamais que d'une manière imparfaite ce qu'il conviendroit que l'on vît distinctement quand on a à cœur de s'instruire. Mais au reste la chirurgie ne se devine pas : ceux qui ont l'ambition de paroître instruits, prouvent par le fait qu'ils le sont peu, et qu'ils n'ont guères de la science de l'art, que l'inscience. N'importe, toujours plus habiles à propager les erreurs, que les gens perfectionnés ne le sont à s'instruire sur les moyens de les éviter, ces prétendus savans le font avec une confiance imperturbable, qui emporte conviction au dire des ignorans. Il est malheureusement trop étendu, cet art : aussi ceux qui se reposent sur la bonne foi d'autrui pour leur instruction, n'acquièrent-ils le plus souvent que des connoissances superficielles ; encore sont-elles très-incertaines ; et quelque jour on sera forcé d'en convenir.

Tout système qui n'est pas appuyé de preuves, au moins apparentes, ne peut pas subsister long-temps ; l'imagination en a beaucoup créé qui ont été détruits l'instant après leur naissance. L'histoire ancienne fait mention de plusieurs instrumens, proposés pour pratiquer certaines opérations qui n'ont jamais eu lieu parce que leur exécution étoit impossible ; et par contre on en a présenté d'autres, desquels on n'a jamais pu faire utilement usage dans des cas de nécessité urgente, attendu que les personnes qui les recommandoient ne les avoient jamais employés. Telles sont la plupart des aiguilles vantées pour la ligature de l'artère intercostale ; expression fautive, puisque cette opération ne consiste point à lier l'artère, mais à embrasser avec le ruban la côte dans la rainure de laquelle elle passe. C'est par ce moyen qu'on la comprime au degré nécessaire, à l'aide d'une petite pelotte de charpie, ou d'un petit lambeau de linge plié en plusieurs doubles, ou d'un morceau d'agaric préparé, retenu et assujetti par ce lien qui le traverse.

Sans doute qu'il est naturel à chacun de concevoir que la différente configuration des parties, leurs fonctions particulières, leurs usages, etc. les exposent à diverses maladies, qui peuvent les rendre susceptibles de différentes opérations : la chirurgie d'autrefois, un peu trop prévenue, et toujours trop téméraire, se croyoit plus forte en moyens contre les événemens qu'elle ne l'étoit réellement; et cette croyance a été pour elle une source féconde d'erreurs. Il s'en falloit de beaucoup qu'elle eût prévu tous les cas; elle a même toujours été en reste sur les instrumens les plus essentiels et les plus convenables à l'exécution de ses projets opératoires, parce qu'alors on n'avoit pas encore acquis tout-à-fait la connoissance du mal, ni celle des moyens d'y remédier. Il ne suffisoit donc point, dans les temps qui ont succédé immédiatement à l'ignorance, de supprimer certains de ces instrumens, et d'en corriger d'autres : la nécessité d'en créer de nouveaux étoit aussi évidente que l'impossibilité de s'en passer. En simplifiant d'abord quelques-uns d'entre eux, on ne tarda pas à s'apercevoir que l'art y gagnoit infiniment; non-seulement les opérations étoient plus régulières, mais le procédé plus doux et plus court, ce qui n'étoit du tout point sans intérêt pour le souffrant. Enfin, on a progressivement rendu les instrumens tels, qu'aujourd'hui déjà ils semblent ajouter à la grâce et à l'adresse du chirurgien, et que, sous plus d'un rapport, ils influent sur la promptitude de la cure. Cette vérité est parfaitement inconnue aux personnes qui ne font qu'effleurer les connoissances de l'art. Cela n'empêche pas que l'on ne soit généralement d'accord que quiconque ne réunit pas aux talens de distinguer les causes qui nuisent à la guérison des plaies, ceux de les combattre efficacement par le fer, lorsqu'elles l'exigent, n'est instruit qu'à demi. L'importance de connoître l'avantage qu'on peut tirer des instrumens et de leur choix dans une opération, est aussi précieuse au chirurgien, que celle d'avoir une parfaite assurance de la nature et de la propriété des remèdes à employer dans le cours d'une maladie.

Si cette partie, celle des remèdes, a été un peu trop oubliée, celle qui a rapport aux instrumens n'a pu l'être, puisque jamais on ne s'en est occupé, au moins sérieusement. Cela est tellement vrai, qu'il est peu de jeunes chirurgiens qui sachent apprécier la forme de ceux dont ils se servent tous les jours. Ils sont donc loin de connoître les ressources qu'ils peuvent en tirer dans des cas particuliers. Presque tous en bornent le nombre à l'usage journalier qu'ils en font. Leur étui, communément incomplet et mal assorti, ne renferme que des instrumens d'une construction vicieuse. Il faut convenir, au reste, que jamais on ne le leur a fait observer, et qu'on a même négligé de leur indiquer les sources où ils auroient pu prendre des renseignemens utiles à cet égard, puisque ces sources sont peu connues et d'ailleurs peu fécondes.

Perret, ouvrier expert de son temps dans l'art de forger les instrumens et de les finir, les décrit, il est vrai; mais il ne dit rien de leur usage, de sorte que son grand et superbe ouvrage appartient tout entier à la coutellerie, et n'intéresse la chirurgie qu'indirectement, c'est-à-dire, d'une manière représentative seulement.

Brambilla, ci-devant chirurgien de l'empereur d'Allemagne, et qui, à ce titre, a joui d'une réputation éphémère, s'est contenté de donner une copie à peu près exacte, pour ne pas dire incorrecte, de l'ouvrage de Perret. On devoit cependant s'attendre qu'en sa qualité de chirurgien, il indiqueroit l'utilité de ces instrumens et qu'il parleroit de leurs propriétés; mais il n'en est rien, il se borne simplement à en décliner le nom.

Scultet, Garengeot, Dionis et Sabatier, sont encore ceux à qui la chirurgie opératoire est le plus redevable. Parmi les premiers, Scultet, sur tout, explique assez clairement la destination de chacun des instrumens propres à l'une et à l'autre des opérations; mais non pas cependant avec les détails que mériteroient les connoissances d'aujourd'hui; ce qui étoit réservé à Sabatier.

Cette matière ne pouvant être traitée avec l'étendue qui lui convient, sans entrer généralement dans tous les procédés opératoires, nous en laissons le soin à ceux qui ont été justement applaudis dès les premiers pas qu'ils ont faits dans cette partie intéressante de l'art. Celui qui sait qu'il y a plus à élaguer qu'à édifier, a déjà la moitié de son travail fait. Les maladies qui font actuellement le sujet de notre occupation, étant soumises tout à la fois à la chirurgie topique et à la chirurgie instrumentale, je dois, au moins, aux étudians qui m'entendent, la dénomination des instrumens portatifs, inséparablement attachés à l'ordre varié des pansemens, dans les états de plaie dont les paragraphes de ce cours indiquent les transitions et les nuances.

Il seroit possible qu'on me reprochât de surcharger l'étui des chirurgiens; mais ceux que le savoir, le discernement et l'exercice auront formé à la pratique, sentiront seuls l'avantage qu'il y a d'y réunir de frêles instrumens d'une nécessité indispensable, et ils me le pardonneront; voici en quoi ils consistent :

1.° Une spatule en forme de feuille de myrthe, légèrement renversée ; elle sert à étendre les cataplasmes, les cérats, les onguens et certains emplâtres. La pointe étant relevée, on évite, en couvrant les petits plumasseaux sur la main, d'en sâlir la paume, en l'inclinant légèrement sur son bord opposé. Cette pointe peut être utile pour ébranler et déplacer quelques légères esquilles. On pratique à volonté une rainure sur la vive arrête; elle peut servir dans le débridement de l'anneau, et de sonde gardienne de l'intestin dans l'opération de la hernie étranglée. Son extrémité inférieure doit être droite et arrondie, pour ne pas inquiéter l'intérieur de la main dans l'usage ordinaire qu'on en fait :

vice général de construction, que l'on trouve dans toutes celles que l'on a cru devoir terminer en élévatoire.

2.º Une pince à pansement, semblable à celle dont on se sert dans les dissections. Cette pince est très-commode dans le pansement des vésicatoires ; on l'emploie pour soulever l'épiderme d'une main, tandis qu'on le coupe de l'autre. Elle est préférable à la pince à anneaux, pour détacher les emplâtres de différentes espèces.

Les pointes doivent en être assez déliées pour saisir l'extrémité des vaisseaux après l'amputation, de même que l'artère spermatique dans la castration, afin de lier les uns et les autres isolément : procédé abandonné, puis renouvelé et recommandé soigneusement aujourd'hui, pour mettre tous vaisseaux indistinctement à l'abri des accidens que l'on prétend naître des autres parties comprises avec eux dans l'anse du fil, en les ligaturant; ce qui est encore fort équivoque; mais n'importe. En rangeant cette pince parmi les instrumens portatifs, on en décharge la caisse d'opérations.

3.° La pince à anneaux, d'usage très-ancien dans les pansemens, doit être en acier, préférablement en argent, attendu qu'elle est de tous les instrumens portatifs la plus exposée à la fatigue. Les anneaux de cette pince sont jetés en dehors, et les branches, croisées à jonction par-dessus, sont retenues par une vis qui les assujettit avec solidité dans l'entablement.

Les extrémités de ses branches sont excavées en cuiller à leur face interne; de cette manière elles ne sont point sujettes à rapporter au dehors la charpie qu'elles auroient servi à introduire dans le fond d'une plaie, ainsi que le font celles qui portent des rainures.

Cette construction a d'autres avantages : en divisant les branches de cet instrument par la soustraction de la vis, on le partage en deux élévatoires à curette, qui servent à retirer les corps étrangers engagés, soit dans les oreilles, soit dans le nez et dans d'autres ouvertures naturelles, et à extraire des balles fichées dans les chairs et même dans les os, ou quelques-uns de leurs fragmens, quand l'un ou l'autre est retenu, et qu'il faut employer une certaine force pour les enlever : elles m'ont rendu plus d'un service en pareille occurence.

4.º Deux sondes cannelées, l'une pointue et l'autre obtuse. La première est très-utile dans l'opération de la hernie pour pénétrer et soulever les mailles du tissu cellulaire, communément resserrées dans cette circonstance, les inciser avec la pointe du bistouri, et au besoin pour perforer l'intestin, lorsqu'il est boursoufflé d'air. Elle sert aussi pour déboucher le canal nazal dans la fistule lacrymale, si mieux l'on n'aime employer le petit trois-quarts.

La seconde, l'obtuse ou la mousse, s'emploie dans tous les cas où il est question de faire passer l'instrument tranchant. C'est elle qui le dirige en le devançant dans les fistules ou les clapiers, de l'étendue desquels on s'assure par son moyen. L'attention que l'on doit avoir dans ces incisions est de soulever la sonde, de façon que les parties que l'on doit diviser opposent de la résistance à l'instrument tranchant; sans quoi elles fuiroient devant lui.

Une petite feuille de myrthe, consacrée aux choses délicates. Elle est particulièrement destinée à détacher et à emporter la crasse et les ordures qui recouvrent les alentours des plaies et épaississent ses bords; le tranchant mousse qu'elle porte sur ses côtés, sert à enlever cette pellicule qui se forme sur la cicatrice naissante, et s'oppose au prolongement des fibres.

La queue en est cannelée; cette cannelure conduit le bistouri dans le chemin qu'il doit tenir pour inciser les vides que laissent les tumeurs phlegmoneuses de l'extrémité des doigts, auxquelles on donne le nom de panaris. On l'emploie aussi pour le diriger dans l'opération du phimosis accidentel, le bistouri boutonné étant suffisant dans l'opération du phimosis naturel, puisqu'il ne s'agit que de diviser par de petites incisions longitudinales les plis de la membrane épidermoïde et celluleuse, qui resserrent et étranglent intérieurement le prépuce à la sommité du gland.

6.º La petite curette ayant à l'autre extrémité une houlette ou sonde plate et un peu recourbée, est un instrument nécessaire dans les pansemens recherchés. Son mérite consiste à attirer du fond des plaies les portions escarreuses entièrement détachées, et à extraire de l'œil et des cavités naturelles les moindres corps étrangers qui s'y sont introduits.

7.º Trois stylets, dont deux sont sans boutons olivaires. Leur extrémité, dont la grosseur varie, est exactement ronde. L'un d'eux doit être percé d'un chas allongé pour passer les sétons. Je n'ai conservé l'olive qu'à celui-ci et à la sonde brisée, dont l'utilité est connue, lorsque la double incision haute et basse, faite aux grands dépôts, ou quelques contre-ouvertures, exigent qu'on qu'on porte des remèdes, au moyen d'un séton, dans le vide caché qu'elles laissent entre elles.

La terminaison olivaire de ces stylets m'a paru très-inutile pour sonder les fistules étroites et les plaies les plus voisines des os, quand on veut s'assurer si réellement ils sont découverts ou cariés, et désavantageuse pour conduire la charpie dans la profondeur d'une plaie, en ce que le bouton qui la dirige, la ramène presque toujours avec lui, en retirant le stylet; inconvénient qu'il partage avec la pince à anneaux et à rainures en forme de lime.

8.° La sonde à femme, ou de poitrine, dont les noms indiquent l'usage. Le tube de cette sonde est rempli d'une verge assez grosse, terminée en bas par un bouton plat arrondi, qui en ferme exactement l'extrémité inférieure, lorsqu'elle n'a qu'une ouverture, et en haut par une lentille qui tient lieu de méningophilax, que l'on peut en conséquence retrancher de la caisse du trépan. Dans le cas où cette extrémité seroit percée latéralement de deux ouvertures, dont l'une doit être supérieure à l'autre, cela ne détruit pas la nécessité de la verge dont nous parlons, non plus que l'utilité de la lentille qui sert de bouchon à cette sonde.

9.° La sonde brisée. Cette sonde est un composé de deux branches d'égale grandeur, dont l'une, la supérieure, est ouverte par un chas allongé, et taraudée à son extrémité inférieure, pour recevoir l'autre portion, qui porte une vis disposée à y entrer. Celle-ci est boutonnée, afin de pouvoir être sentie du chirurgien, sans cependant blesser les parties molles, contre lesquelles on est forcé de l'assujettir pour la prononcer de manière qu'on puisse la découvrir aisément par le toucher.

10.° L'érigne pointue, simple ou double, à volonté, par une extrémité, et, par l'autre, mousse, également simple ou double, aussi à volonté; mais celle-ci veut être un peu applatie. La pointue sert dans l'extirpation de certaines loupes, des fongus, des carcinomes, etc. La mousse peut être employée avec sureté dans l'anévrisme, pour éloigner l'artère du nerf, ou celui-ci de l'artère: son usage est également recommandable dans différentes maladies des paupières, pour soulever l'une et abaisser l'autre, ainsi que pour élever ou éloigner de la mâchoire l'une ou l'autre lèvre, dans l'opération et le pansement du parulis ou de l'épulis, etc. Le chirurgien habile et ingénieux trouvera toujours différentes occasions de s'en servir utilement.

11.° Les ciseaux à incisions, droits

et courbes, selon la direction donnée aux lames, ont chacun leur avantage. Quelquefois la courbure est prise sur la face de ces lames; quand elle est faite dans un sens droit, ils sont propres à des objets connus, de même que, dans les pinces ordinaires à pansemens, les anneaux doivent être portés en dehors.

L'utilité des ciseaux droits, dont une des pointes doit être arrondie, est universellement connue. Il n'est pas de chirurgien qui ne sache qu'ils servent à retrancher, dans les plaies superficielles déchirées, les parcelles de lambeaux, fortement contus, dont la réunion est impossible; qu'ils sont plus commodes et plus sûrs que les courbes ordinaires pour enlever certains durillons jusqu'à la racine, en prenant la précaution de les élever autant que possible, au moyen de la pince à dissection ou de l'érigne, pour les saisir au-dessous même de leur base. Ils étoient spécialement recommandés autrefois dans l'opération du bec de lièvre, où le bistouri est aujourd'hui conseillé de préférence. On tient au prétexte que celui-ci incise sans déchirer, malgré que l'on soit obligé de lui fournir un point d'appui par la médiation d'un jeton ou d'une lamine de plomb placée sous la lèvre. Les personnes sans prévention, qui voudront bien prendre la peine de réfléchir sur les résultats de cette précaution, conviendront de sa futilité, et avoueront que, si le ciseau n'est pas supérieur au bistouri dans cette opération, il l'égale au moins; car, si la pointe de cet instrument a besoin de l'opposition d'un corps solide pour opérer complétement la section de la partie de la lèvre à retrancher, il ne peut le faire sans froisser vivement sa surface interne et la déchirer, puisqu'elle se trouve comprise entre deux corps durs, dont l'un est passif, tandis que dans le ciseau ces deux corps sont actifs.

En engageant avec adresse dans l'anus ces ciseaux fermés sous la direction du doigt indicateur d'une main, de manière que la pointe mousse, arrondie ou plate, soit placée en haut, on coupe les brides et on dentelle les portions décollées de l'intestin, ce que l'on ne peut faire avec le bistouri, quelle que soit sa structure.

Les ciseaux courbes sur la surface des lames servent à emporter les portions de chairs déchirées et isolées dans le fond des plaies, et à les ébarber, ce que les ciseaux ordinaires ne sauroient exécuter. Mais leur principale utilité consiste dans l'extirpation de l'œil; ce genre de forme curviligne ne peut être remplacé par aucun instrument dans cette opération, non plus que dans celles où il s'agit d'emporter des masses pédiculeuses, charnues, à l'entrée du rectum et du vagin.

12.° On y ajoute le rasoir, auquel on donne le nom de rasoir à opérations; il ne diffère des autres que par sa petitesse, et n'a d'usage que pour abattre les cheveux et les poils des parties blessées sur lesquelles on se propose d'appliquer des cataplasmes ou des emplâtres, ou de pratiquer quelques opérations. Il seroit à désirer que cet instrument ne fît pas partie commune de l'étui du chirurgien, et qu'ainsi que les lancettes, le bistouri et les aiguilles courbes, il en eût de particuliers.

13.° Un de mes collègues, le citoyen Percy, a assigné les différentes formes de bistouri, dans une savante dissertation qui lui a mérité les plus grands éloges, et il en a indiqué l'usage, chacun dans ce qui le concerne, de manière à ne pouvoir rien y ajouter. Cet ouvrage intéressant étant publié, on peut se le procurer, le lire et le méditer. Cela me dispense de faire mention de ces instrumens.

Il n'en est pas de même des aiguilles : on s'étonne de ce que les chirurgiens, habitués de tout temps à porter des instrumens propres à faire couler le sang au besoin, ne soient pas également munis de ceux qui ont la propriété de l'arrêter surement dans des circonstances où sa perte soutenue cause inévitablement celle du blessé. Les officiers de santé, militaires sur tout, sont inexcusables de négliger cette utile précaution. Ils ne peuvent pas ignorer qu'une évacuation plus ou moins forte de ce fluide, à la suite d'un coup de sabre, ne puisse beaucoup nuire, sur tout l'estomac étant rempli. Les chirurgiens instruits savent à quel point ces saignées accidentelles influent défavorablement sur le blessé et sur la plaie.

J'insiste donc sur ce que celui qui, par état et par devoir, est chargé de veiller à la conservation des hommes, ait à sa disposition, dans tous les temps, des aiguilles et des rubans de fil préparés. On peut en ranger trois de différentes grandeurs dans un petit étui fait sur la forme de ces aiguilles, au-dessus duquel s'ouvre un petit réservoir qui contient des liens de diverses largueurs.

14.° Le porte-tente, instrument duquel nous avons déjà fait connoître ailleurs l'utilité, et sa préférence sur la pincette à anneaux, en parlant du pansement des plaies, suite des fistules à l'anus, consiste dans dans une verge d'acier, longue de huit pouces environ, échancrée à une de ses extrémités, et faite en forme de déchaussoir semi-lunaire, à l'autre. On peut aussi le fabriquer en argent; mais alors l'extrémitée opposée à celle qui est échancrée est terminée en stylet ou en déchaussoir applati. Si, au contraire, elle est d'acier, alors la forme de ce déchaussoir veut qu'il ait une pointe sémi-circulaire, et qu'il soit tranchant.

Au moyen de l'échancrure, il reçoit la tête de la tente, et la soutient lors de son introduction, qui peut être plus ou moins profonde, soit qu'on la porte dans les ouvertures naturelles, soit qu'on la dirige instantanément dans certains vides artificiels.

L'extrémité opposée à cette échancrure a des utilités variées. Si elle représente le déchaussoir applati, elle sert à soulever quelques légères esquilles à la suite des exfoliations partielles des os du crâne, et à les extraire.

Quand le déchaussoir est sémi-circulaire, pointu et tranchant, on l'emploie à moucheter et à scarifier les gencives engorgées, et à ouvrir les petites tumeurs phlegmoneuses qui croissent vis-à-vis la racine des dents cariées, aux dépens de la gencive.

Dans l'usage que l'on fait de cet instrument pour introduire les tentes, on on ne doit pas craindre de jamais se blesser avec sa pointe, attendu qu'il suffit de le tenir près de son centre avec le pouce d'une part, et de l'autre avec l'indicateur et le grand doigt, pour insinuer la tente.

15.° Vient enfin le porte-pierre, généralement connu, de même que son usage; mais il n'en est pas ainsi de sa construction : elle doit s'étendre au-delà des vues ordinaires. Celui qui n'est destiné qu'à assujettir la pierre, est borné à servir aux plaies ou aux ulcères superficiels; sa plus grande longueur étant de quatre pouces à peu près, elle est insuffisante à tous les cas. Celui dans lequel on pratique, à sa partie supérieure, une petite cavité où l'on resserre les parcelles de ce caustique, est préférable à tous égards. Le cylindre vissé qui réunit l'étui au porte-pierre, doit être égal en tout à celui qui ferme de cette manière la cavité du haut, de façon qu'on puisse adapter le porte-pierre sur l'étui, ce qui lui donne environ le double d'étendue en longueur. Par ce moyen on a la facilité de porter ce remède sur les ulcérations de la bouche, de la base de la langue, de l'arrière-bouche, etc., où son application circonspecte, et dirigée avec les précautions qu'exigent la nature et la situation des parties, a constamment des effets salutaires.

A cette forme nécessaire dans la construction du porte-pierre, j'ajoute une disposition purement économique, celle d'ajuster, par le secours d'une vis, la branche du porte-crayon au talon de l'extrémité où l'on est dans l'usage de le souder. C'est ainsi que cette branche étant rongée ou rompue par l'effet du caustique, ce qui ne tarde pas, on a la facilité de la faire remplacer, tandis qu'on seroit obligé d'échanger à forfait la totalité de cet instrument contre un autre.

Ces préliminaires, qui, quoiqu'avec peu de mérite, ne sont cependant pas sans quelqu'intérêt, auroient mal figurés si je les eusse confondus avec ce que je me propose de réunir sur les plaies. Au reste ces particularités ne pouvoient être disséminées, attendu qu'elles sont indépendantes du général.

La doctrine que j'établis, n'étant que le résultat de mes observations, et des réflexions que m'a suggérées une longue application à l'étude de la nature dans le cours des plaies, il seroit possible que je ne me trouvasse pas d'accord avec chacun. Il m'importe peu que l'on me reproche de n'avoir point adopté l'opinion nouvelle, relativement à la manière de rendre les divers changemens que les plaies éprouvent successivement, depuis leur époque jusqu'à leur cicatrisation. Comme tant d'autres, j'ai la liberté d'avoir la mienne ; mais je n'ai pas, ainsi que certains écrivains, l'ambition de vouloir qu'on l'embrasse et qu'on la respecte. Ami sincère et fidèle de cette mystérieuse simplicité avec laquelle s'exécutent les opérations de l'économie animale, je la suis partout, cette simplicité, et partout je ne vois qu'elle. Je conviens de bonne foi que l'inviolable attachement que je lui ai voué, a beaucoup contribué à m'inspirer une sorte d'aversion pour les hypothèses d'un nouveau genre, qui heurtent de front la nature et répugnent à la raison. En vain a-t-on cru leur donner un air de vraisemblance, en les revêtissant de mots obscurs, insignifians et parfaitement inintelligibles; ils n'en sont que plus repoussans.

Convaincu que je suis, que l'on ne réussit jamais mieux à se communiquer qu'en simplifiant ses idées, et en les exposant avec clarté dans un langage connu, j'ai fait vœu de n'employer d'autres termes à mes explications que ceux qui ont été consacrés de tout temps par l'usage pour se comprendre mutuellement, jusqu'à ce que l'on m'ait prouvé démonstrativement l'indispensable nécessité d'être extrêmement obscur pour se faire bien entendre.

Il passera pour incroyable, un jour, que les ennemis nés de notre république aient pu parvenir, durant l'heureuse révolution qui nous donne aujourd'hui une existence réelle, à porter la confusion et à jeter le désordre jusque dans les principes de l'art le plus intéressant à la vie des hommes, sous prétexte de hâter ses progrès par des découvertes intéressantes. On les voit épuiser leur imagination à rendre plus fatigante et plus incertaine que jamais la route qu'il avoit déjà coûté tant de peines à nos prédécesseurs d'applanir, afin d'accélérer la marche vers la perfection de cet art aux personnes qui ont sincèrement à cœur le salut de leurs semblables. Ici on distingue le caractère aimant et doux des Français, et là, on reconnoît la dureté et la malveillance de l'espèce anglaise.

CLINIQUE

CLINIQUE
DES PLAIES.

AVANT-PROPOS.

Ce n'étoit point assez, pour remplir l'objet que je me suis proposé dans mon instruction sommaire sur l'art des pansemens, de parler de l'usage et de l'abus des moyens ordinaires employés à la guérison des plaies ; chacun l'a senti comme moi. Il falloit nécessairement entrer dans quelques détails, pour faire mieux connoître encore aux étudians en chirurgie l'importance des procédés journaliers, auxquels l'habitude a souvent plus de part que le savoir; afin qu'ils pussent, par des distinctions sensibles, apprécier avec justesse les ressources qui sont à la connoissance de l'art dans la diversité des cas, et en régler l'application : c'est le sujet de ce qui suit.

Il n'est question ici que de généralités:

nous laissons à d'autres le soin de s'étendre sur les faits particuliers, quoique nous en eussions eu grande envie; mais le moment n'est pas favorable. Ébaucher la matière, sans l'espérance de pouvoir jamais la perfectionner! mieux vaut ne pas l'entreprendre.

Il y a d'ailleurs tant d'excellens ouvrages écrits sur cet intéressant sujet, que je me crois dispensé d'y ajouter des superfluités. Je me suis borné à de simples réflexions pratiques sur quelques faits relatifs aux plaies des capacités, et c'est par elles que je termine.

En me proposant un but aussi rapproché, il m'est difficile de ne pas l'atteindre; mais il s'agit de savoir comment. Satisferai-je pleinement à la tâche, si agréable à remplir, que m'impose mon sincère attachement à l'instruction des élèves? j'en doute; car ce n'est jamais que lorsqu'on a cru l'avoir bien remplie que l'on découvre les vides que l'on a laissés.

La définition seule de la plaie est une affaire d'intérêt, sur laquelle nous nous devons quelques éclaircissemens avant que de nous occuper directement d'elle. S'il ne s'agissoit que d'une division subite des parties molles, faite de cause externe, il n'est personne qui ne sache que le terme de plaie lui est généralement consacré. Mais les innombrables différences de cette division demandent quelque chose de plus aux connoissances du chirurgien. Les diverses circonstances dans lesquelles l'exercice de l'art l'appelle, lui font un devoir de s'instruire parfaitement sur sa cause, sur son siége, son étendue, sa profondeur, sa composition, sa complication, et sa date plus ou moins fraîche. La différence des opinions des anciens maîtres de l'art sur le véritable caractère de la plaie, sur ce qu'elle est réellement, en un mot, différence qui suspend encore la décision de quelques chirurgiens d'aujourd'hui, paroît susceptible d'un examen qui, quoique léger, ne laissera pas que d'éclairer sur la nature de la plaie et sa véritable définition.

Section première.

Définition de la plaie.

En effet, on n'est guères plus d'accord actuellement, qu'on ne l'étoit autrefois, sur la propre définition de la plaie, et on s'en demande vainement la raison. C'est encore au point que chaque occasion où il s'agit de prononcer si telle solution de continuité de cause externe, plus ou moins ancienne, peut être considérée comme plaie ou comme ulcère; que chacune de ces occasions, dis-je, devient un nouveau sujet de discussion entre quelques chirurgiens.

Il en est dans le nombre qui, sans avoir égard à la cause divisante des parties, ne consentent à donner le nom de plaie à la solution de continuité qui en résulte, qu'autant qu'elle est sanglante, et qui convertissent ce nom en celui d'ulcère dès qu'elle est humectée de suppuration. Il est très-probable que cette fausse opinion, de date fort ancienne, ne s'est accréditée et répandue parmi nous que par l'habitude dans laquelle la plupart de nos prédécesseurs étoient de se copier, sans prendre la peine de comparer les faits avec les résultats, ni de suivre la marche de la nature, même dans ses routes les plus ordinaires. Un simple coup d'œil sur l'histoire de l'art va nous en convaincre.

Elle nous apprend, cette histoire, qu'Avicenne et Averroës, car il est inutile de remonter plus haut, tous deux médecins arabes qui ont illustré leur siècle, définissoient également la plaie; et déjà Averroës, en l'opposant à l'ulcère, croit rendre sa définition plus précise. La plaie, selon Avicenne, est une solution de continuité dans les parties charnues, laquelle n'est point encore souillée par le pus. *Vulnus est continui solutio in parte carnosa, in qua nondum pus est generatum.*

Averroës ne dit rien de plus, si ce n'est qu'il ajoute les mots *récente et sanglante* à la solution de continuité, pour la distinguer de l'ulcère qui rend du pus. *Vulnus est solutio recens sanguinolenta et sine pure, ad differentiam ulceris quod est cum pure;* distinction qu'Avicenne n'a pas jugé à propos de faire, mais au défaut de laquelle, cependant, on peut juger de son intention, qui est, sans doute, de donner le nom d'ulcère à la plaie suppurante.

C'est par imitation que Marianus Sanctus, qui vivoit dans le seizième siècle, a voulu que la plaie prît le nom d'ulcère, sitôt qu'elle étoit en suppuration. *Si pus semper enuctat, non amplius vulnus, sed ulcus nuncupatur.*

d iij

Bertalapia ne diffère de l'opinion de Marianus, qu'en appelant du nom d'ulcère les plaies invétérées avec écoulement de pus ou de sanie. *Quando vulnus inveteratur et pus ac saniem gignit, non amplius vulnus sed ulcus appellatur.* Il faut convenir, au reste, que cette définition n'est pas sans quelque considération ; c'est dans le chapitre des ulcères que l'on reconnoît son mérite.

Quoique Vésale, Tagault, Forestus, Paré, etc. aient adopté la définition d'Avicenne, ils reconnoissent une différence essentielle entre la plaie et l'ulcère, et cette différence consiste dans les causes de l'un et de l'autre, c'est-à-dire, qu'ils désignent la plaie comme l'effet d'une cause extérieure, *vulnus ab externâ prodit*. Mais il n'en suit pas moins, selon eux, que toute plaie suppurante doit être comprise dans la classe des ulcères.

Hali-Abbas est déjà beaucoup plus précis et plus méthodique ; il entre dans des distinctions motivées sur la cause des plaies, et les divise en inanimées et animées. Il comprend dans les premières celles faites par une épée, par un trait, par un bâton, une pierre, etc. ;

et dans les secondes il range les solutions de continuité qui proviennent de la morsure des bêtes sauvages, du venin, des coups de cornes, ou des coups de pieds. *Causæ sunt duplices: inanimatæ, ut ensis, telum, lapis, etc.; et animatæ, ut ictus, morsus ferarum, etc.* Distinction qui ne manquera pas de paroître juste, quoique singulière, attendu que dans les unes et les autres on y trouve la plaie contuse avec ou sans déchirement. Il y a plus ; c'est que Hali-Abbas paroît être le premier, jusqu'ici, qui ait conservé le nom de plaie à toute division de cause externe faite sur le corps humain, quoiqu'elles suppurassent.

Enfin, plus on suit l'histoire de la chirurgie, plus on voit combien, à cette époque, elle étoit disposée à gagner dans la progression qu'elle avoit à faire pour arriver au point où nous la trouvons aujourd'hui. Mais il faut toujours s'attendre que, quelque rapides que soient les progrès d'un art, ils peuvent être ralentis ou arrêtés, ou même déviés, par la simple contrariété des opinions; la chirurgie l'a éprouvé plusieurs fois. Il est vrai qu'elle n'a pas eu à s'en plaindre dans cette circonstance-ci. Valleriola, qui vivoit environ six siècles après Hali-Abbas, devoit nécessairement avoir acquis en ce genre des connoissances bien supérieures à celles de son ancien prédécesseur. Aussi distingue-t-il la plaie de l'ulcère, de manière à ne pas laisser le moindre doute sur la cause essentielle de l'un et de l'autre; et dès-lors il est difficile de les confondre. Valleriola définit la plaie, une solution de continuité, produite par le choc d'un corps extérieur dirigé sur les parties externes, soit que l'instrument blessant coupe, pique, déchire ou contonde; et il regarde l'ulcère comme le fait d'une cause interne qui ronge et détruit. *Vulnus est unitatis solutio in carne ab externâ causâ proprie illata, noxam afferens, continuique partes divellens, facta a re vulnerante, eâque aut secante, aut pungente, aut contundente. Ulcus est a re internâ erodente.* Et au moyen de cette définition divisionaire, la plaie reste toujours telle, quoiqu'elle suppure.

André de la Croix, et Fernel principalement, paroissent s'être refusés à adopter cette définition; ils bornent le nom de plaie aux solutions, provenant de continuité de cause externe, faites par un instrument tranchant seulement; ce que Fernel rend dans ces termes: *vulnus est continui solutio extrinsecùs, et quidem cæsim facta.* Mais il ne confond pas pour cela la plaie avec l'ulcère, qu'il regarde comme le produit d'une cause interne, qui a sa source dans le vice des humeurs, et duquel résulte un écoulement de pus ou de sanie. *Ulcus est è contrario solutio continui quæ interiorem ex corporis vitio originem habet, aut quæ pus putridinemve contraxit.* On voit qu'on n'a d'autre reproche à faire à André de la Croix et à Fernel, que de concentrer la cause des plaies dans les seules divisions faites par instrumens tranchans.

Fabrice d'Aquapendente n'a rien ajouté à cette dernière définition, tant elle est exacte. On est étonné néanmoins de lire qu'il se refuse à croire à la plaie de l'os, comme faisant partie des coups reçus par l'instrument tranchant, *ossibus exceptis.* Il n'y a pas de doute, cependant, qu'ils peuvent être blessés du même coup qui aura entamé les chairs, et qu'à cette considération, faisant partie de la plaie fraîche, ils doivent se réunir aussi facilement que les divisions des parties molles, mais à l'aide d'un terme un peu plus long, à la vérité, et toujours sous l'administration d'un pansement convenable, et d'une suite de moyens simples et méthodiques.

Il seroit superflu, je pense, de pousser plus loin l'examen des différentes opinions qui ont divisé pendant long-temps les auteurs anciens, à qui l'art doit le plus, puisque nous voilà parvenu au temps de ceux qui sont encore aujourd'hui l'objet de notre admiration, et dont nous suivons exemplairement les leçons, avec des succès que rien depuis eux n'a pu donner occasion à surpasser.

Il est donc évidemment démontré, de façon à ne pas laisser désormais les moindres impressions de doute, que la plaie est toujours l'effet d'un coup extérieur quelconque, lancé contre nos parties, qui les divise, les rompt ou les déchire, soit qu'elles aient été atteintes par un corps extérieur, soit que ces parties en mouvement les aient atteintes; et que l'ulcère est la suite d'une division de ces mêmes parties, contrairement décidée par une cause interne qui a sa source dans l'altération des humeurs, c'est-à-dire, dans leur impureté, leur dépravation, ou leur perversion.

J'avois déjà fait sentir tout l'intérêt qu'il devoit y avoir à prononcer sur cet objet, dans une dissertation publiée en 1782 (v. s.), en parlant de l'utilité des évacuans dans la cure des plaies et des ulcères. J'y disois que l'histoire écrite présentoit une foule d'exemples, dans lesquels on lisoit que des gens audacieux étoient parvenus à en imposer à certaines personnes de l'art, en leur présentant comme plaies suppurantes des ulcères habituels, avec intention de servir les battans dans les rapports en justice. Mais, si cette histoire dit qu'il y a eu des chirurgiens trop confians ou trop peu instruits pour se laisser abuser, il y est dit aussi qu'il s'en est trouvé de très-éclairés, qui, dans une contre-visite, les ont improuvés avec humiliation.

Section deuxième.

De la plaie simple et compliquée.

On est généralement d'accord que les tégumens communs peuvent être piqués, divisés par incision ou par déchirure, quelque part que ce soit; ce qui constitue la plaie simple. Mais on ne peut se dissimuler en même temps, que souvent la piqûre, l'incision ou le déchirement ne se borne pas là. Les parties recouvertes par la peau sont d'une structure différente, relativement à leur usage : personne ne l'ignore. Les graisses, les membranes, les tissus aponeurotiques, les muscles, leur tendons, les ligamens, les veines et les artères, quelquefois superficielles chez certains sujets, chez d'autres situées profondément, les nerfs, le périoste et les os même, peuvent être intéressés dans la plaie la moins apparente. C'est alors de la pluralité de ces parties lésées que la plaie se compose ou se complique. La forme particulière de certaines armes est encore un sujet à complication, qui doit être grandement considéré dans le pronostic. Il y a des armes blanches dont la lame est dentelée en forme de scie, et d'autres où, à un pouce près de la pointe, est une échancrure en manière de crochet. De pareilles armes ne déchirent pas seulement les parties en s'ouvrant passage dans les capacités qu'elles pénètrent; mais en les retirant elles rompent, brisent, morcellent les viscères qu'elles intéressent, et les arrachent par lambeaux. Il est incontestable qu'on ajouteroit au mal, s'il étoit possible, en tournant la lame de ces instrumens de mort dans ces profondes blessures. Aussi ceux qui ont été atteints de ces armes, ont-ils péri quelques heures après, au milieu des plus affreux tourmens.

Il en est de même des plaies d'armes à feu, faites par des balles non calibrées, et que l'on recouvre de feutre. Ce genre de plaies compliquées est susceptible d'accidens plus prompts et plus graves, et sans doute que la guérison en est plus difficile et plus longue (*).

(*) Telle étoit la structure des sabres dont se servoient les maîtres de l'empire trans-rhénal, dans la guerre que la République a eu à soutenir pour défendre les droits de l'homme contre leurs usurpateurs.

Le même raffinement de délicatesse leur avoit également

Mais ce mot *complication* n'a rapport dans cette circonstance qu'aux accidens qui résultent de la lésion de l'une ou de l'autre de ces parties, car il arrive souvent que la plaie des tégumens, et celle faite à l'os, guérissent sans que le malade éprouve le moindre événement fâcheux. Cependant les plaies les plus simples, celles qui n'intéressent que la peau, peuvent donner lieu à des accidens très-graves : ce fait est garanti par de nombreux exemples.

Il est un autre genre de complication, dont la cause particulière est irrévocablement une occasion à des symptômes graves, qui cependant peuvent céder au savoir et à la diligence du chirurgien, sans qu'il soit obligé, toutefois, d'en venir aux extrêmes. L'ouverture d'une artère peu considérable, la section imparfaite d'un tendon ou d'un nerf, la fracture d'un os, avec ou sans esquilles, sont de ce nombre.

Ce genre de complication n'est pas le seul qui exige des soins particuliers de l'homme

---

inspiré l'idée de recouvrir les balles de feutre ; j'en ai extrait plusieurs de cette espèce à nos valeureux soldats blessés durant le siége de Kehl.

de l'art. Il en est un autre encore, qui a essentiellement rapport aux corps étrangers entretenus dans la plaie. Les accidens qu'ils suscitent sont toujours en raison des parties qu'ils gênent ou qu'ils compriment, de manière à les agacer et à les irriter sans cesse.

Mais il faut voir qu'à travers toutes ces causes, les rapports de ces complications avec la plaie dépendent quelquefois moins d'elle, que de l'usage des moyens impropres que l'on a fait servir à dompter les accidens ; ce qu'il n'est du tout point indifférent de bien distinguer.

Section troisième.

De la différence des plaies, par rapport à leurs causes et à la force d'impulsion du choc.

La cause des plaies étant constatée, il est évident qu'elles varient en autant de manières que cette cause a de formes. Que le corps vulnérant soit solide ou fluide, chaud ou froid, il doit en résulter des différences essentielles dans la division des parties : cela ne peut se révoquer en doute. Les instrumens tranchans, piquans, déchirans, contondans, en font autant de classes particulières. Il est sûr que le sabre, l'épée, la scie, les clous, la pierre, le bâton etc. blessent différemment. Les caustiques liquides ou compactes, tels que l'eau-forte, et par opposition la pierre à cautère etc., l'eau et les huiles bouillantes, appliquées ou répandues sur une partie, produisent également des plaies, mais d'un caractère différent encore; elles divisent et rompent la texture tégumenteuse, pénètrent les solides plus ou moins profondément, et en détruisent l'organisation. Si ces caustiques sont fixés ou retenus en place, ils forment une escarre; s'ils sont épanchés sur une surface, ils la brûlent. Aussitôt on ressent une douleur cuisante, il s'élève sur la peau des phlictènes, telles que les attireroit un vésicatoire; la peau est tendue, rouge et brûlante, et ces accidens cèdent à la suppuration. Eh bien ! ces plaies, quoique non suivies d'épanchement de sang, en sont-elles moins des plaies?

Si les premières, c'est-à-dire, celles faites par un instrument tranchant, veulent être
réunies,

réunies, c'est que leur disposition y consent; je dis plus, elle l'exige. Mais celles-ci, d'une nature bien différente, attendent tout de la suppuration. Il en est ainsi des plaies occasionnées par le choc rapide de ces globes meurtriers chassés par les instrumens de guerre. Ici, les fibres crispées et desséchées présentent des chairs noires, escarreuses, qui ne se détachent des parties saines qu'à la faveur d'une inflammation, toujours suppuratoire, dont l'étendue, l'activité et la durée sont irrévocablement soumises à l'empire de la nature, à celui des circonstances et des remèdes. Je le demande, quoique ces plaies ne soient pas toujours ensanglantées, les appellera-t-on du nom d'ulcère, parce qu'elles seront en pleine suppuration ? La variété des causes fait celle de la plaie. Elle est plus ou moins longue ou profonde, selon la forme de l'instrument blessant; différence à laquelle la force qui agit contribue beaucoup. Quelque bien affilé que soit le tranchant, si la structure de l'instrument imite le coin, comme dans la hache, il ne peut manquer de froisser les bords de la division. Alors la réunion ne peut avoir lieu

e

sans une suppuration plus ou moins longue, quoique par fois peu abondante. Une certaine force donnée à un corps divisant, quelle que soit sa structure, ajoute nécessairement aux effets qui résultent du choc. La plaie diffère donc essentiellement de ce qu'elle auroit pu être par une action moindre. Ici, se réunissent deux causes agissantes, l'instrument qui a fait la plaie, et la force avec laquelle il a été lancé.

La cause première se trouve dans l'instrument; et la seconde, si elle est aussi réelle que je la conçois, dépend entièrement d'une action secondaire, communiquée par la force ou l'impulsion donnée à l'instrument blessant. Ces deux causes s'allient, et, marchant de concert, elles doivent produire des effets relatifs à la nature des instrumens mis en mouvement.

La remarque a lieu dans les plaies faites par toute espèce de corps vulnérans; ceux qui sont obtus ou contondans, établissent une juste différence entre les divers tranchans. La blessure varie si l'instrument est piquant, et si la force qui le meut le fait pénétrer profondément; le mal alors est d'autant plus grand, qu'il est plus vivement poussé dans une grande capacité. Outre les accidens généraux qui doivent en résulter d'abord, il en est de particuliers : ce sont ceux qui font craindre l'hémorragie, à cause de la proximité des vaisseaux artériels ou veineux, d'un gros calibre. Il est encore à observer que, s'il a pénétré une capacité, il faut le retirer avec beaucoup de circonspection. On a eu à se féliciter quelquefois de l'y laisser séjourner, attendu qu'on a bien pensé que l'hémorragie ne pouvoit diminuer et cesser que parce que les parties divisées se resserroient autour de l'instrument, en se tuméfiant : avec cette discrète précaution, on a l'espoir de prolonger pendant quelque temps la vie du blessé, tandis que, si on le retiroit précipitamment, on pourroit causer la mort sur-le-champ. Pallas, blessé à la poitrine d'un javelot lancé par Turnus, s'empresse de l'arracher, le sang sort à flots, et il expire (*).

(*) . . . . et pectus perforat ingens,
Ille rapit calidum frustrà de vulnere telum,
Unâ eâdemque viâ sanguis animusque sequuntur.

VIRGIL. Æneid. Lib. X. vers. 485.

Les causes étant agrandies par les faits accessoires, les mêmes produits se retrouvent dans la projection ou la chûte plus ou moins active des corps obtus. Une impulsion foible contond les chairs et les entame ; mais, si elle est forte, elle les déchire, brise les os et les écrase.

De cette différence dans la cause de la plaie, et dans l'action communiquée par la force à l'instrument qui l'a faite, résulte une complication dont les accidens varient. C'est cette variété qui met à même de prononcer sur leur véhémence ou sur leur légèreté, et sur la durée de la cure.

Section quatrième.

Des plaies faites par des instrumens tranchans.

Il n'est pas douteux que les instrumens tranchans, accidentellement dirigés, ou portés avec intention et plus ou moins de force et d'adresse, sur une partie du corps quelconque, ne l'entament plus ou moins longuement ou profondément, la lame de l'instrument étant ou plus pesante, ou plus large, ou plus étroite, ou plus mince, ou plus épaisse, ou plus longue, et le tranchant plus ou moins affilé, toutes choses égales d'ailleurs. La longueur et la profondeur de la division dépendent essentiellement de toutes ces dispositions.

La plaie légère qui se borne aux tégumens, celle qui est profonde et pénètre la substance des muscles et au-delà, invoquent généralement la réunion. Le chirurgien qui l'obtient le plus promptement, est celui qui connoît le mieux les moyens que l'art y fait servir.

Ces moyens varient conformément à la nature de la division et à sa figure. Les simples emplâtres agglutinatifs, qui réussissent communément à tenir réunies les lèvres des plaies superficielles ou peu profondes, sont sans mérite dans celles où l'instrument a intéressé les parties fort avant. Les bandages unissans et la situation ont un effet plus sûr et plus salutaire, et rendent nul cet emplastique. Il y a même mieux, car les bandelettes agglutinatives sont ordinairement fort importunes en pareille circonstance. N'ayant d'autre propriété que celle de rapprocher la peau, elles ont l'inconvénient de l'enduire d'une crasse glutineuse, qui, chez le plus grand nombre de malades, détermine sur les environs de la plaie un prurit incommode, ou une inflammation, dont les résultats ne sont pas indifférens.

La forme des bandelettes, et la méthode qu'elles demandent dans leur application, nous ont déjà occupé ailleurs : c'est pourquoi nous nous croyons dispensés d'y revenir.

Les plaies profondes dont la nature et le siége sont tels qu'elles s'accommodent à l'application solide d'un bandage bien appareillé, n'exigent rien au-delà, le membre et le corps même, s'il y a lieu, étant situés convenablement. Les parties molles, ainsi que les parties dures, comprises dans la division, étant maintenues exactement en contact, se réunissent sans inquiétude. La douleur inséparable de ces plaies se dissipe insensiblement sous les applications froides. A mesure que ces douleurs s'affaiblissent ou s'éloignent, la cicatrisation s'opère, et fait des progrès dont on ne se doute pas.

Il est étonnant que, malgré la distance

qui sépare les plaies de l'os, de sa fracture, on les confonde souvent encore. Cependant, de ce qu'un os a pu être entamé, ou de ce qu'une de ses portions a pu être séparée de son tout, il ne s'en suit pas que l'os soit fracturé. Le mot *fracture* emporte communément avec lui, dans les os longs, la division complette de leur intégrité absolue ; ce qui n'est pas toujours la même chose dans les os plats.

Ceci ne détruit point la possibilité de la plaie et de la fracture en même temps. On sait que les corps durs, lancés avec force, ou chassés par l'explosion de la poudre à canon, peuvent érailler un os, y faire une plaie, et le fracturer néanmoins dans sa totalité. La chirurgie des armées cite un grand nombre de faits semblables.

Mais l'erreur sur les plaies simples des os a donné lieu à une autre erreur encore. On a imaginé, d'après l'ancien système sur les plaies suppurées des parties molles, que toutes les plaies des os frappés de suppuration étoient autant de caries. En se prévalant de cette erreur, on les a traitées comme telles. Ceux qui ont donné dans cette méprise ne se sont pas aperçus qu'ils aigrissoient le mal, et qu'ils substituoient effectivement l'ulcère à la plaie, sans s'en douter.

Il suit de cette réflexion, que la plaie simple de l'os ne demande rien de plus à l'art que la plaie simple des parties molles ; qu'elle veut être réunie avec elle, et que, dans le cas où la suppuration atteindroit l'une et l'autre, l'os courroit la même chance, sans crainte d'altération, sa plaie étant susceptible de détersion, ainsi que celle des parties molles.

J'ai vu de ces plaies aux os, faites par armes blanches, occuper toute la face externe de l'avant-bras, et où les muscles qui la recouvrent, et le cubitus même, étoient coupés transversalement, être solidement cicatrisées dans vingt-cinq et trente jours, sans que la plaie eût fourni la moindre suppuration. Mais ces succès sont le fruit d'un repos constant de la partie, et d'une sage discrétion à ne pas souvent renouveler l'appareil. Dans les différens cas dont je parle, il n'a été relevé qu'une seule fois, durant le cours de ce terme.

Tel est le sort ordinaire des plaies à lambeaux et de différentes espèces encore, quelles que soient les parties qu'elles occupent, la tête exceptée. Ici on a la ressource des emplâtres aglutinatifs, et la réunion de ces plaies est assez prompte ; mais toutes les fois que, par un bandage unissant, on peut tenir affrontées les lèvres d'une plaie, il n'est pas douteux que ce moyen ne soit préférable aux autres : il ne demande pour accessoire qu'une immobilité parfaite de la partie malade.

Mais quand l'étendue et la profondeur de la plaie font suspecter ce moyen comme infidèle, on doit avoir recours à la suture. Cette ressource, d'un si grand prix dans de pareilles occurrences, et de laquelle on a souvent privé beaucoup de blessés, sous de frivoles prétextes, ne peut être remplacée par aucune autre : l'art n'en offre point. Il est vrai que la manière de coudre les plaies a des règles à suivre qu'on ne peut négliger sans encourir les inconvéniens de nuire, soit en rendant la blessure plus grave, soit en faisant supporter inutilement aux malades de nouvelles souffrances.

J'ai déjà fait observer quelque part, qu'il étoit d'absolue nécessité, en cousant les plaies, de porter l'aiguille courbe au-dessous de leur profondeur, afin d'embrasser en totalité la division des chairs. Il y auroit autant d'imprudence que de mal-adresse à trop serrer les extrémités des rubans, et à les fixer sur le centre de la plaie. Il en résulteroit de vives douleurs, auxquelles succéderoit inévitablement une inflammation, qui détruiroit jusqu'au projet de réunion. Ces rubans ne doivent être là que pour maintenir les lèvres de la plaie en contact, ce qui laisse au moins présumer qu'il suffit qu'elles soient soutenues sans violence. Il est de règle de placer la rosette sur les parties latérales : ordinairement on donne la préférence à la droite, afin qu'elle soit plus à portée de la main du chirurgien, qui, quoiqu'il dût être ambi-dextre, ce qui dépend beaucoup de l'usage, a communément plus d'habitude avec la main droite qu'avec la gauche.

Cette opération s'exécute avec beaucoup plus de facilité, de ponctualité et de succès, lorsqu'on a près de soi un aide intelligent, à qui l'on fait embrasser, des deux mains, les masses voisines de la plaie, pour les tenir rapprochées, tandis que l'on arrête les rubans.

On a proposé aussi de coudre les tendons ; c'est assez l'avis de Garengeot. Mais, indépendamment que cette suture oppose certaines difficultés, elle n'est pas sans inconvéniens et sans dangers. Pour la faire avec l'espoir de quelque succès, il faudroit d'abord dégager la portion tendineuse de la gaine qui la recouvre, parce que la grande sensibilité de cette enveloppe ne permet pas de la piquer, non plus que de la contraindre impunément, puisqu'il est connu que sa lésion est toujours suivie d'accidens très-graves. La difficulté de tenir les deux extrémités des tendons justement affrontées, avec l'attention d'éviter leur chevauchement, peut aussi compter pour beaucoup. Joignons à cela l'incertitude de pouvoir donner à cette suture la solidité nécessaire ; car, étant faite à travers des fibres parallèlement ordonnées, elles peuvent aisément se désunir, et céder à la moindre résistance. Je veux bien croire que cette suture a été pratiquée. Conseillée par un chirurgien célèbre, elle ne pouvoit manquer de l'être ; mais ce dont je ne doute pas, c'est que son insuccès l'a fait rejeter, et que l'on ne trouve nulle part les motifs de son oubli, si ce n'est celui-là; et c'en est bien assez. On y a substitué, avec un puissant avantage et à la satisfaction de l'humanité, la situation et un appareil bien combinés : l'un et l'autre ont constamment rempli le vœu de la nature, selon ses désirs. Ce simple procédé, dicté par la raison et par les convenances, lui assure même une longue existence.

Enfin, l'inconvénient de la suture des tendons étant démontré par le fait, on a proposé la ligature des veines et des artères ouvertes, comme remède suprême contre l'hémorragie, dans la profondeur des grandes plaies; et l'événement a justifié la solidité de cette doctrine. Il est vrai que, moins pusillanimes qu'aujourd'hui, les chirurgiens d'autrefois ne craignoient point de saisir ces artères par tout où ils pouvoient les embrasser, méprisant ces menteuses précautions qui nous disent de respecter les parties qui les entourent, si l'on veut éviter des millions d'accidens, dont le moindre est la convulsion. Deux fois, moi, j'ai été forcé de lier le tendon du fléchisseur du pouce avec l'artère radiale, et, j'ose le dire et l'écrire, les malades n'ont jamais éprouvé qu'une douleur très-médiocre, qu'accompagnoit l'engourdissement du pouce : mais cet engourdissement n'a pas duré au-delà de trente heures; immédiatement après la soustraction de cette ligature, ils ont joui de la faculté de le mouvoir et de le diriger comme auparavant. Si je ne cite que ces deux exemples, c'est qu'ils me sont propres; j'ai été témoin de beaucoup d'autres qui confirmeroient cette vérité au besoin : mais à quoi bon ! N'est-ce pas vouloir prétendre à un raffinement dont le malade peut avoir longuement à souffrir, que de s'obstiner à chercher avec une scrupuleuse attention une artère ouverte profondément située, et souvent confondue dans une masse de chairs, pour la lier isolément? et quand même ! quelque attention que l'on y mette, peut-on toujours se flatter, dans pareille circonstance, de parvenir à ne comprendre uniquement que ce vaisseau dans la ligature, c'est à dire, sans embrasser avec lui la moindre portion charnue? Recourons, s'il le faut, à l'expérience ancienne, comme à l'autorité suprême, pour justifier un procédé contre lequel on a l'air de s'indigner, sans savoir positivement pourquoi, celui de réunir avec l'artère une plus ou moins grande quantité de chairs.

Paré, dont le nom seul doit inspirer de la confiance et du respect pour ses décisions, en pratique sur tout, et à qui nous sommes redevables d'avoir le premier substitué la ligature des vaisseaux, après l'amputation d'un membre, à la pierre de vitriol et au fer rouge dont on abusoit si fort de son temps; Paré, semblant craindre le retour du sang après la ligature immédiate qu'il décrit d'abord, ne détruit-il pas cette idée chimérique du moment actuel? ne dit-il pas, et je transcris ici ses propres paroles:

„ Ce faisant, il ne te faut être trop curieux
„ de ne pincer seulement que lesdits vaisseaux
„ parcequ'il n'y a danger de prendre avec eux
„ quelques portions des muscles, *ou autres*
„ *parties*; car de ce ne peut advenir aucun
„ accident : ains, avec ce, l'union des vais-
„ seaux se fera mieux et plus surement que
„ s'il n'y avoit seulement que le corps desdits
„ vaisseaux compris en la ligature? "

Ce grand chirurgien peut-il s'exprimer plus clairement et d'une manière plus rassurante pour ceux qui, aveuglément soumis à d'aussi sévères préceptes, ou qui, pleins de confiance en des chirurgiens de cabinet qui les intimident en leur faisant une loi de respecter scrupuleusement tout ce qui touche les artères, et un monstre des accidens qui en résultent, redoutent de comprendre dans la ligature de ces vaisseaux tout ce qui leur est étranger, tandis qu'il est prouvé par une foule de faits qu'il n'en est rien? Doctrine usée, que l'on a voulu rajeunir ou donner pour nouvelle, et qui retombera infailliblement un jour dans le chaos de l'oubli.

Parler de la ligature des vaisseaux après l'amputation d'un membre, n'est pas sortir, je crois, de la classe des plaies récentes; mais ce n'est ni la circonstance ni le moment de nous occuper sérieusement de ces détails opératoires, quelque intéressans qu'ils soient. Il s'agit d'un point de pratique plus rapproché: on se demande si une plaie réunie par la suture sèche ou la suture sanglante, est toujours tellement disposée à la cicatrisation, qu'elle ne puisse jamais encourir la disgrace d'une inflammation, par fois sévère, qui la voue nécessairement à une suppuration destructive? Non, certes, car il est une foule d'exemples qui prouvent pour la négative.

Ce seroit à tort qu'on attribueroit la cause de cette inflammation à l'existence de certains corps étrangers que la plaie pourroit recéler. Il est bien entendu que l'on n'a rien négligé pour s'en assurer et pour les extraire, qu'on l'a même totalement débarassée du sang retenu dans sa cavité et entre ses lèvres, afin que rien ne s'oppose à l'intimité de leur contact. A quoi donc imputer la cause de cette inflammation, si ce n'est à des solides irrités par la disposition vicieuse du tranchant qui les a divisés ? Rien au monde n'est plus commun que cette cause d'inflammation, et rien n'est moins problématique que sa terminaison, qui est ordinairement suppuratoire. Mais de quel caractère sera cette suppuration, et à quelle suite d'événemens pourra-t-elle donner lieu? C'est ce que l'on ignore le plus souvent, parce qu'on ne veut pas se donner la peine de s'en occuper.

SECTION

SECTION CINQUIÈME.

Des plaies faites par instrumens piquans.

CES sortes de plaies ne comportent pas seulement celles qui sont la suite d'ouvertures étroites, faites en différentes parties du corps par des instrumens aigus, dont l'usage domestique est consacré aux besoins des hommes, et aux différens métiers utiles à la société; tels sont les épingles, les aiguilles, les clous, la fourchette, le couteau, le poinçon, l'alène, etc., dont les piqûres ont quelquefois occasioné des blessures dangereuses et même mortelles : il est des armes qui, par les plaies qu'elles ouvrent presque toujours à dessein, ont les mêmes destinées; de ce nombre sont celles faites par l'épée, la baïonnette, la pique, et les flèches armées de traits, chassées par les instrumens à vent, ou par l'arbalète, ou par l'arc, au jeu desquels différens citoyens réunis s'exerçoient autrefois sous le nom de compagnies franches.

Les divisions qui résultent, ou de ces instrumens, ou de ces armes piquantes, sont toujours accompagnées d'accidens beaucoup plus fâcheux que celles qui sont faites par les instrumens tranchans. En effet, si la pointe de ceux-là s'ouvre un passage à travers les chairs, non-seulement elle les divise et les contond, mais le tranchant mousse de l'instrument, qui la suit, les écrase avec violence, les froisse et les déchire. La profondeur avec laquelle la tige de ces instrumens pénètre, seroit moins à redouter, si elle étoit inférieure en grosseur, ou tout au moins égale au volume de la pointe. Nous en avons l'exemple dans le trois-quarts, duquel nous nous servons pour la paracenthèse : les angles du tranchant dans cet instrument perfectionné finissent où commence le cylindre de la tige, de manière que celle-ci ne fait que suivre la route tracée par la forme de sa pointe triangulaire. Aussi, quand même ces plaies pénètrent l'épaisseur de plusieurs muscles, elles guérissent communément sans le moindre accident. Il n'en est pas de même, à beaucoup près, des armes blanches : ici, comme dans la plupart des instrumens piquans, la pointe finit au contraire, pour ainsi dire, où elle commence, et le reste de la lame grossissant sans mesure, et n'étant pour l'ordinaire point affilée, elle déchire les parties et ne les incise pas; il est facile d'en juger par la nature de la plaie, qui est toujours d'une inégale dimension dans sa profondeur. L'observation fait voir que, le corps étranger étant soustrait, les tégumens, par une élasticité qui leur est naturelle, se rapprochent et ferment, à peu de chose près, l'entrée de la plaie, tandis qu'elle subsiste intérieurement dans toute son étendue. C'est alors que le sang qu'épanchent les vaisseaux ouverts, étant retenu, s'altère, se corrompt, et par son contact sur des fibres lacérées, extrêmement sensibles d'ailleurs, excite une douleur profonde; prélude certain d'une inflammation, qui souvent se propage au loin, avec des symptômes plus ou moins menaçans, si l'art ne s'empresse de les modérer et d'en prévenir les suites.

Les événemens fâcheux qui suivent les piqûres faites par les épingles, les aiguilles, etc. à l'extrémité des doigts, et notamment sous les ongles, ne sont malheureusement que trop communs. L'intimité très-étroite qu'ont ceux-ci avec les parties molles subjacentes, dont la structure est presque toute nerveuse, leur a attaché un sentiment infiniment délicat. Quoique ces blessures paroissent très-légères en raison de leur extrême petitesse et de la cause qui les a produites, elles n'en sont pas moins pour cela suivies dans peu d'une sensation plus que désagréable, accompagnée d'un degré de chaleur fort au-dessus de la naturelle. De cet accroissement progressif, et inévitable, résulte une tuméfaction inflammatoire pulsative à l'extrémité du doigt blessé. Pour peu que cette inflammation soit durable, elle est le présage certain d'une suppuration quelquefois très-profonde relativement, et sur la confection de laquelle on ne peut avoir d'assurance que par la diminution sensible des douleurs. Il ne faut pas compter sur leur cessation absolue; elle est impossible, puisque l'existence de la moindre portion de pus séquestrée au milieu de ces parties aussi irritables que nerveuses, y entretient toujours une pesanteur inséparable de la chaleur et de la souffrance. C'est pourquoi il seroit peu convenable d'attendre, pour donner jour à ce pus, que le malade n'éprouvât plus la moindre inquiétude dans la partie.

Les piqûres faites par des épines ou des bûchettes de bois, aiguës, qui s'engagent dans la substance molle de l'extrémité des doigts ou des orteils, produisent les mêmes accidens. J'ai encore présent à la mémoire un dragon du régiment ci-devant Beaufremont, qui perdit totalement l'indicateur de la main droite, après quinze jours de douleurs cruelles, pour cause d'une grosse arête de poisson qui lui étoit entrée assez profondément sous l'ongle de ce doigt, quoiqu'elle eût été retirée deux heures après. J'ai été témoin d'un fait semblable dans un homme qui avoit été piqué d'une grosse épine à l'extrémité du pouce de la main droite : cette épine, chez celui-ci, ne fut extraite que le lendemain, et c'est seulement deux jours après cette extraction que les accidens se développèrent si rapidement qu'il fut impossible de les soumettre.

Les chirurgiens d'hôpitaux, qui sont à portée de faire fréquemment usage d'instrumens piquans, courent souvent les mêmes dangers, malgré les précautions qu'ils sont prévenus de prendre pour les éviter. Les accidens qui suivent ce genre de blessures faites par la lancette, le bistouri, l'aiguille courbe, le scalpet, l'erigne, etc., sont d'autant plus graves et durables que l'instrument qui a fait la plaie est souillé de sang ou de pus.

Seroit-ce parce qu'on recommandoit autrefois de coudre les tendons, qu'on auroit pu croire à la nécessité de suturer les nerfs, dont la moindre piqûre est susceptible des plus grands maux ? On accuse Avicenne et Rhazès de l'avoir, les premiers, proposé. Il est dit, dans ce que nous a transmis à ce sujet un auteur aussi estimable par sa bonne-foi que par la supériorité de ses talens, que Denis le Florentin et Pierre d'Argillata ont victorieusement combattu cette proposition, en déclinant nominativement les accidens qui résulteroient de cette suture, s'il étoit possible qu'on fût assez osé que de la tenter. Le passage qui a rapport à cet objet, n'est point équivoque : on y voit distinctement que ce n'est pas seulement de la plaie des parties molles, compliquée de la blessure des nerfs, que l'un et l'autre prétendent parler. Dévigo, qui cherche complaisamment à les excuser, leur suppose une intention qu'ils étoient peut-être fort éloignés d'avoir. Il laisse présumer qu'ils ont voulu dire, qu'en réunissant ces plaies par une suture profonde, ils mettoient le nerf divisé à couvert, et qu'au moyen de l'exact rapprochement des chairs, ils l'assujettissoient de manière à ne pouvoir se rétracter. Mais ce n'est pas là ce que ces auteurs expriment : les termes dans lesquels s'explique Avicenne surtout, ne sont pas aussi obscurs que le chirurgien d'un des anciens prédécesseurs du ci-devant trône de S. Pierre, Léon II, voudroit nous le faire accroire. Jugeons-en par nous-même. *Et si*, dit ce médecin arabe, *nervus disrumpatur secundum latitudinem, necessarium est suere ipsum*, et si non *suitur, non conglutinatur.* Est-il rien de plus clair et de plus précis ? peut-on se méprendre sur la nécessité qu'il impose de faire la suture du nerf, puisqu'il ajoute que sans elle il ne se réunira pas : *et si non suitur, non conglutinatur.*

Passons rapidement sur ces antiques erreurs ; nous devons d'autant moins nous y arrêter, qu'elles sont peu faites pour nous éclairer dans la route que nous avons à suivre pour prévenir les accidens de la piqûre ou de la section imparfaite de ces parties, non plus que pour en hâter la guérison ; et qu'il n'est pas même en notre pouvoir d'empêcher que ces erreurs n'aient pu être commises. Je conviens qu'en admettant que la chirurgie ancienne ait voulu prévenir les maux inséparables des plaies de nerfs, en suturant avec eux celles des parties molles, on n'est pas fondé positivement à lui en faire un reproche. Mais en proposant ce moyen, a-t-elle entendu parler des nerfs totalement coupés ou à demi divisés ? c'est ce qu'on ne sait pas. Qu'importeroit la réunion accélérée des parties molles, si le nerf n'étoit coupé qu'en partie ? Cette réunion est incapable de détruire la douleur causée par la tension et l'irritation nerveuse ; je dis plus, il est même impossible qu'elle s'opère tant que la douleur subsiste. *Ubi est dolor, impediet conglutinationem.*

Cette vérité constante paroît n'avoir été bien sentie que par Khazès, qui fixe solidement l'attention des chirurgiens sur ce fait.

La chirurgie moderne s'explique plus clairement à cette occasion ; elle nous fait voir distinctement que les nerfs, principaux moteurs du sentiment et du mouvement, étant entièrement coupés dans un membre, il reste insensible et sans action depuis le lieu de la division de ces nerfs jusqu'à son extrémité, mais que la plaie n'en guérit pas moins. Elle nous dit aussi, que si un nerf un peu considérable a été intéressé dans une portion de son tout, le tiraillement qu'éprouve la portion conservée, qui a à supporter à elle seule l'effort que fait la partie divisée en se retirant sur elle-même, donne lieu à des douleurs cruelles, qui précèdent et accompagnent des mouvemens convulsifs, qu'on ne parvient à faire cesser qu'en coupant en totalité les filets nerveux qui résistent à ce tiraillement : et en effet, l'expérience confirme tout ce que l'observation a recueilli à ce sujet depuis des siècles innombrables.

S'il pouvoit toujours être que les nerfs ne fussent blessés que dans leur largeur, *secundum latitudinem*, il n'y auroit pas de doute que ce moyen ne suffit pour mettre un terme aux accidens ; mais rien n'empêche qu'ils ne soient atteints dans leur longueur, *secundum longitudinem*. Alors leurs fibres constituantes étant divisées sans être rompues, jamais le malade n'éprouve des accidens pareils à ceux que déploie leur section imparfaite. Ces accidens sont d'autant moins violens et durables, que la plaie est assez grande pour pouvoir porter sur celle des nerfs les remèdes qui lui conviennent.

Si l'on en croyoit à Lecat, qui fait consister toute leur sensibilité et leur action dans l'enveloppe délicate que leur fournit la pie-mère, qui les suit jusques dans leurs dernières ramifications; il suffiroit, sans doute, que cette enveloppe fût légèrement intéressée, pour susciter les accidens effrayans dont nous sommes journellement témoins, lorsqu'ils sont coupés à demi. Mais alors on seroit en droit de demander pourquoi leur section parfaite les feroit cesser comme par enchantement? Voilà bien la question; mais où est la réponse?

De tous les genres de plaies faites aux nerfs, celui qui détermine les accidens les plus prompts, les plus aigus et les plus graves, c'est sans contredit la piqûre. L'extrême petitesse de la plaie concourt grandement à rendre les accidens plus formidables. Le premier qui succède à la douleur, est l'inflammation ; mais cette inflammation n'a quelquefois de bornes que la gangrène, à laquelle on ne s'oppose que difficilement. Si cette inflammation est circonscrite, elle se termine par suppuration, et dès-lors les accidens s'évanouissent, dès que le pus est formé. Mais si l'on veut les éviter sûrement, il convient de dilater la plaie sur-le-champ, c'est-à-dire avant l'apparition de l'inflammation, et de mettre à découvert la partie blessée du nerf.

L'usage ancien étoit d'employer, en pareil cas, des digestifs pourrisans, à l'effet de détruire et de consommer le nerf par la suppuration ; aussi les suites de ces blessures étoient-elles extrêmement fâcheuses. L'expérience a appris depuis qu'on ne pouvoit les attribuer qu'aux médicamens gras ; ce qui les a fait rejeter. On leur a substitué, avec le plus grand succès, l'essence de thérébentine chauffée au dégré de la tiédeur, avec laquelle on touche la plaie du nerf avec circonspection. Les accidens étant dissipés, on ne le recouvre plus que de charpie bien douce. La suppuration étant établie, cette plaie rentre dans la classe ordinaire ; ainsi que les autres, elle attend sa guérison des moyens que l'art prescrit, et dont il abandonne la direction à celui qui est censé les connoître.

Si les plaies produites par des corps étrangers, ou par des instrumens dont la pointe est très-exiguë, sont capables seules de causer si promptement d'aussi grands maux, quoiqu'ils n'y aient point séjourné ; que ne sera-ce pas s'il arrive que quelques-uns d'entre eux se brisent dans la plaie, et qu'une portion de leurs fragmens reste fiché dans les parties ? Sans doute que les symptômes seront plus actifs encore, et plus formidables. Il ne faut pas croire cependant, que par tout on ait à redouter les mêmes événemens : que ces piqûres soient faites ailleurs par une pointe plus grossière, jamais les accidens ne seront comparables à ceux-ci, ni l'on n'éprouvera autant de difficulté à les combattre, ni autant d'incertitude dans la victoire, par la raison que ces plaies, en général, ne sont fâcheuses que respectivement à la nature des parties blessées.

Mais il est question de savoir si cette inflammation phlegmoneuse de l'extrémité du doigt, connue sous le nom de panaris, qui suit de si près ces piqûres, inflammation qui quelquefois n'a point de bornes, peut être ou prévenue ou modérée par un procédé opératoire ou par des topiques : et de quels topiques cette plaie peut-elle être partiellement susceptible, elle qui échappe, pour ainsi dire, à la vue? L'application de ces remèdes sur la totalité de la partie piquée, application qui n'a pour objet que de relâcher les fibres et de les disposer à supporter moins douloureusement les souffrances qui les menacent, est incapable de détourner l'orage ; elle ne peut que l'affoiblir. On a proposé, dans cette intention, d'inciser sur la plaie assez profondément pour parvenir jusques et compris le terme où s'étoit arrêtée la pointe de l'instrument. Cette opération a paru très-précaire à la plupart des chirurgiens, qui ont préféré combattre les accidens par les moyens ordinaires, et attendre l'issue des événemens ; ils ont objecté que la plaie artificielle faite dans l'intention de prévenir les accidens de la première, pouvoit donner occasion à des suites très-désagréables. Le fait, à les en croire, n'est pas absolument dénué de preuves. Ceux qui avoient intérêt de faire prévaloir l'opinion contraire, ont opposé la nécessité indispensable d'inciser ou de dilater les plaies étroites et profondes, faites par quelque corps étranger que ce soit, et sur tout par des armes piquantes, si l'on vouloit prévenir les accidens et surmonter les dangers qui en sont inséparables. Ils ont cité, à cette occasion, les plaies faites par les clous, les traits, l'épée et autres instrumens semblables, dont l'entrée est toujours beaucoup trop étroite en raison de leur étendue, l'expérience leur ayant fait connoître que, l'accumulation du pus dans le fond de ces plaies étant facile, et son évacuation difficultueuse, il devoit en résulter des inquiétudes fondées sur son altération et son séjour; que ces inquiétudes ne s'étoient jamais démenties, et que, dans plusieurs circonstances, ils avoient eu à lutter contre des symptômes terribles, qu'ils avouent n'avoir pas toujours eu la gloire de surmonter : et ils n'avancent rien de trop.

Ces chirurgiens méthodiques ne se sont pas

bornés là. Ils ont ajouté avec raison que, dans les circonstances même où l'on auroit la certitude, d'après des spéculations anatomiques non équivoques, que le corps à pointe auroit intéressé dans son cours quelques membranes aponévrotiques, la dilatation de la plaie devenoit indispensable. Dirigés par des connoissances théorico-pratiques, ils ont interpellé l'observation, quoique déjà l'expérience eût confirmé depuis long-temps leur jugement.

On lit à cette occasion, dans un essai de Lecat, en forme d'objection à de Haller, sur la sensibilité de certaines parties auxquelles ce président de l'académie de Gœttingen la refuse, l'histoire d'un maçon de Grave, qui, en posant le pied à terre d'une échelle dressée à dessein de porter des matériaux à ses camarades, fut blessé sous un pied, par une pointe de clou qui pénétra l'aponévrose plantaire. Il est dit dans cette histoire, que les accidens furent vifs et prompts, et que ce blessé périt, peu de jours après, du tétanos, qui se manifesta le lendemain de l'événement. Mais on n'y lit pas que la plaie fut dilatée sur-le-champ. J'ai eu occasion de voir le même fait dans un boucher français, à

Mayence, lorsque j'étois employé en chef à l'armée des Vôges, à l'exception qu'il termina différemment sa carrière. Cet homme, employant toutes ses forces pour suspendre un lourd quartier de bœuf à un crochet, ne put y parvenir, et sa main droite, emportée subitement par le poids, rencontra la pointe de ce crochet, qui la perça directement dans le centre de sa paume jusqu'aux os du métacarpe.

Je ne fus invité à lui donner mes soins que le sur-lendemain de cet accident : mais déjà la main étoit durement tuméfiée et froide; toute l'extrémité étoit engourdie et enflée; le grand pectoral étoit même déjà souffrant. J'incisai sur la plaie pour en pénétrer le fond, mais inutilement. Cette profonde incision n'évacua qu'un peu de sérosité roussâtre, et le malade périt le lendemain au soir, d'une gangrène, dont il eût été impossible à l'art de borner surement le cours par l'amputation.

Ces exemples doivent en dire assez, en faveur des dilatations précipitées, dans tous les cas où les tissus membraneux seroient compromis, pour en renouveler désormais le précepte.

précepte. On doit juger également ces incisions indispensables dans les plaies du col, dans celles de la tête, lorsqu'on aura acquis la certitude que la membrane aponévrotique ou le péricrane auront été lésés par la pointe d'une épée, ou de tous autres instrumens piquans, qui pourroient avoir divisé ces parties sans les inciser. Le grand livre de l'observation nous apprend aussi, qu'aux blessures, légères en apparence, faites à la face interne de l'extrémité supérieure, comme à la face externe de l'inférieure, par un instrument de ce genre, succède communément une tuméfaction inflammatoire, que l'on se croit fort heureux de voir terminer par un amas purulent.

Ce précepte de dilater toutes les plaies étroites et profondes, est général; il s'adapte à celles de la poitrine, lorsqu'elles sont pénétrantes; et si le poumon est ouvert, il y a alors deux motifs puissans pour ne pas balancer: l'un est de donner, par l'étendue de la blessure, la liberté de sortir au sang épanché, et l'autre, de prévenir les accidens d'une inflammation par fois rigoureuse, et de mettre la plaie dans des dispositions favorables à la guérison.

Ce procédé, dans les plaies de cette nature qui affectent le bas-ventre, ne promet pas toujours un succès aussi heureux. Il faut se contenter alors de les dilater à leur surface, pour empêcher le séjour du pus dans leur profondeur. C'est le seul avantage qu'on a lieu d'attendre de cette dilatation, et on voit qu'à ce simple égard elle n'est pas sans mérite. Les inconvéniens qu'il y auroit à donner trop d'étendue, en tous sens, à ces incisions, ne peuvent manquer d'être bien sentis ; car, malgré qu'on ne pourroit réussir que très-difficilement à découvrir, à saisir et à fixer l'intestin blessé (à la considération seule duquel on se croiroit peut-être autorisé à faire cette dilatation); quelle que soit la solidité que l'on parvienne à donner à la cicatrice, dès que le péritoine a été ouvert dans la moindre étendue, il est impossible en quelque sorte d'éviter la hernie, ni de mettre toujours à volonté des bornes à son accroissement. Et quand cet inconvénient, maladie secondaire, ne succéderait pas ordinairement à cette incision complette, est-il donc d'une nécessité absolue d'inciser le péritoine parallèlement aux muscles et aux tégumens ? ne sait-on pas que les plaies légères des intestins, causées par piqûres, se cicatrisent en se cohérant avec celui d'entre eux qui les touche immédiatement, ou avec le péritoine ? Disons plus; il est démontré par de nombreuses observations, que des plaies plus considérables faites à ces parties par des armes à feu, plaies qui ne peuvent avoir lieu sans une déperdition de substance, plus ou moins grande, guérissent cependant, et solidement.

Combien n'en avons-nous pas d'exemples! et s'il étoit possible que nous en doutassions, l'ouverture des cadavres de ceux qui sont morts long-temps après de pareilles blessures, ne confirme-t-elle pas cette vérité?

Tout l'art, au milieu de ces circonstances, consiste donc dans l'usage des remèdes généraux, internes et externes, appropriés à la diversité des cas. La chirurgie opératoire sait réserver ses grands moyens pour les plaies d'une toute autre étendue ; telles sont ces larges blessures faites par la pointe des sabres, ou des piques à lames évasées, ou des hallebardes, ou des coups de cornes portés par différens animaux ; blessures qui ressemblent plutôt à une éventration qu'à une plaie du genre de celles dont nous avons l'intention de parler.

L'estomac, le foie, la rate, les reins, ne peuvent être atteints de la pointe de ces instrumens, que l'on ne soit d'abord instruit de leur lésion par les accidens qui en dérivent, des praticiens de marque ayant signalé cette atteinte en désignant la nature des symptômes sur lesquels posera éternellement la base de nos connoissances en ce genre ; ces viscères blessés, dis-je, ne demandent rien absolument à la chirurgie sanglante : c'est exclusivement l'ouvrage de la chirurgie topique, jusqu'à ce que, par des symptômes précurseurs de la suppuration, on reconnoisse positivement qu'elle est faite. Il n'est guères possible de s'abuser sur ces signes, tant ils sont palpables; c'est alors que la chirurgie topique cède à la chirurgie opératoire.

Mais avant cette époque on a le temps de déployer toutes les ressources extérieures de l'art, qui consistent dans les saignées répétées à propos et avec sagesse ; dans les évacuations alvines, sollicitées par le moyen des lavemens, et entretenues avec intention de débarrasser le bas-ventre, sans irriter, le moins possible, les parties qui concourent à ces évacuations ; dans les bains tièdes et les fomentations relâchantes ; dans un régime sévère ; dans des boissons analogues, prises avec modération, et à un degré de chaleur tempéré ; dans un repos parfait, dans une ame tranquille, et enfin dans un sommeil naturel, mais de peu de durée. Ces moyens réunis sont de la plus grande efficacité lorsque l'on peut les procurer aux malades, et les seuls aussi dont on puisse tirer le parti le plus utile dans cette occurrence.

Et si, par événement, la vessie est ouverte dans toute son épaisseur, par la pointe d'une arme ou d'un instrument aigu, indépendamment de ces moyens généraux, elle en exige d'accessoires, qui lui sont essentiellement particuliers. La dissipation des symptômes inflammatoires levant toutes craintes sur les suites, qui pouvoient être funestes, quelque petite que fût la plaie, elle peut bien n'être pas assez solidement cicatrisée pour ne plus inspirer d'inquiétude.

Il est possible que l'on ait mis toute l'attention nécessaire à s'assurer si la vessie a été ouverte dans sa partie supérieure, ou dans son centre, ou dans son bas-fond. Mais s'est-on bien fait rendre compte de l'état dans lequel elle étoit au moment où elle a été blessée ? car, de même que dans les plaies de l'estomac, il n'est point indifférent de savoir si elle elle étoit pleine ou vide. Outre le pronostic que l'on peut en tirer, la variété de la situation, dans l'un ou l'autre cas, entre pour beaucoup dans les moyens curatifs qui leur sont applicables en particulier. L'objet principal du chirurgien est toujours de prévenir qu'elle se remplisse assez pour faire sentir aux malades la nécessité de lâcher les urines. On sait, par des rapports naturels, que leur accumulation dans ce réservoir le forceroit à un développement douloureux, qui pourroit renouveler les premières inquiétudes. C'est pour éviter ce retour à la maladie qu'il est très-important de devancer le besoin de les évacuer, en y introduisant une algalie, ou, mieux encore, une sonde creuse de gomme élastique. Il y a bien moins de risques à courir, si la vessie a été ouverte à sa partie supérieure, étant pleine, que si elle a été blessée dans son fond : mais cela ne peut jamais dispenser d'en retirer fréquemment les urines par la sonde, que l'on peut y laisser à demeure, avec les précautions, cependant, voulues par la circonstance ; et cela, jusqu'à ce que l'on soit assuré de la parfaite consolidation de la plaie.

Section sixième.
Des plaies faites par instrumens déchirans.

Les plaies déchirées et contuses, si bien caractérisées les unes et les autres par les différentes causes qui les produisent, et par la manière dont elles agissent, paroissent encore assez généralement confondues, quoiqu'elles diffèrent essentiellement entre elles. Cette confusion n'a pu venir, sans doute, que de ce qu'une partie des plaies faites avec déchirement est accompagnée de contusions. Mais cela ne détruit pas la réalité des plaies simplement déchirées, malgré que l'on admette qu'elles emportent toujours avec elles le froissement des fibres qui en bornent l'étendue ; ce qui souvent est exagéré ; car, en adoptant cette définition, il n'y auroit aucune différence entre les parties contuses par des corps orbes, tels sont les bâtons et les cailloux, et entre les corps déchirans, comme les clous, let écots de bois, qui éraillent la surface de ces parties, mais qui ne les pénètrent point en ligne droite.

Les termes *déchirement* et *contusion* ne sont rien moins que synonymes. Le déchirement n'est autre chose qu'une désunion frangée des parties intégrantes, faite par un instrument d'un tranchant âpre, ou par des corps étrangers quelconques, d'une structure particulière. Cette espèce de désunion ne suppose pas que le corps vulnerant ait porté sur un autre point de la surface des chairs que sur celui qu'il a entamé. Il n'y a ici aucune autre espèce d'affection des solides que leur déchirement, puisque les fibres voisines n'ont pas à se ressentir immédiatement du coup, et qu'elles n'ont été ni comprimées ni froissées au-delà de leur division. Mais dans la contusion, au contraire, la désunion des solides est toujours l'effet d'un coup qui les a rompus par une pression violente dans le centre du lieu où il a été appliqué, et qui a inévitablement étendu son action moindre sur les parties voisines de la plaie; d'où suit la foiblesse des solides frappés, et l'arrêt ou le refoulement des fluides dans les vaisseaux continus à ceux qui ont été brisées, et dont le passage se trouve fermé.

Cette distinction, qui existe par le fait, ne peut manquer d'être saisie, toutes les fois qu'un corps, aigu ou non, aura passé rapidement ou traîné avec lenteur sur les parties molles, ou qu'elles auront été déchirées avec plus ou moins de force à une certaine profondeur; les frottemens durs, les chutes obliques et précipitées, nous en fournissent des exemples par les plaies qui en résultent. On en retrouve d'un genre différent dans les morsures des quatrupèdes et dans celles des bipèdes, soit que les uns et les autres mordent en déchirant, soit qu'ils déchirent avec leurs griffes ou avec leur bec, quand même ils emporteroient la pièce : ces plaies ne peuvent être considérées alors que comme une déchirure, et ne doivent être aucunement confondues avec les plaies contuses.

La différence sensible entre ces solutions établit celle de la méthode curative, le déchirement et la contusion n'ayant rien qui se ressemble. Dans les plaies contuses, le chirurgien a deux objets à remplir : le premier a rapport à la nature de la plaie, et le second aux parties contuses qui l'entourent ; le second ne cède rien au premier. Mais les divisions faites par déchirement ne renferment qu'un objet, celui de la plaie. Ce n'est pas que quelquefois les plaies déchirées ne guérissent avec plus de facilité que celles qui sont faites par un instrument tranchant. L'inégalité des solides divisés dans les plaies avec déchirement, a cet avantage, qu'elle contribue à lier les parties et à les enchaîner, tandis que, dans les plaies par coupure, où la division est toujours parfaitement exacte, les vaisseaux fibreux, régulièrement divisés, s'accrochent difficilement les uns aux autres, et s'adhèrent par conséquent avec plus de lenteur.

Cette remarque, que chacun est à portée de faire, suffit pour démontrer la nécessité de tenir rapprochés les bords des plaies déchirées, autant qu'il est possible, sans cependant vouloir les assujettir d'une manière intime, pour faire supposer l'intention qu'on auroit de les amener à une réunion aussi prompte et solide que l'est celle qui est l'effet des plaies faites par instrumens tranchans.

L'histoire fait mention de plusieurs faits où des doigts, des orteils et des membres, même déchirés ou arrachés, se sont guéris sans grands accidens, dans un temps très-court, et au grand étonnement des chirurgiens. J'ai eu à soigner des plaies déchirées, soit à la tête, soit aux extrémités, et je ne dissimule pas ma surprise de les avoir vues se cicatriser paisiblement, et avec une rapidité que l'on ne trouve même pas toujours dans les plaies ouvertes par les instrumens tranchans, quelque peu étendues qu'elles soient. Je me permets d'en citer un exemple : je le prendrai dans le nombre des plaies de cette nature qui, de toutes les capacités, affectent celles où les moindres accidens sont toujours à craindre relativement à la partie intéressée.

Un jeune homme, nommé Rollet, qui touchoit à peine à sa onzième année, avoit monté un cheval très-vif pour le conduire à l'abreuvoir. Il le ramenoit avec tranquillité, lorsqu'un charretier le frappa de son fouet; le cheval rua, prit le galop, et jeta quelques pas en avant le jeune cavalier; il tomba sur la partie latérale droite de la tête, qui heurta avec force contre un terrain sec. Les tégumens communs qui recouvrent le pariétal droit, étoient déchirés jusqu'au péricrâne; le lambeau formoit un cône, dont la pointe renversée tomboit sur l'épaule. Le premier soin, sans doute, étoit de débarrasser cette grande plaie des ordures dont elle s'étoit couverte dans la chute, et d'emporter le sang refroidi et coagulé en nappe, avant que de replacer le lambeau. Des lotions de vin tiède, faites avec douceur et soin, remplirent cette première indication. Mais le lambeau, remis en place, demandoit à y être soutenu; on fit servir, dans cette intention, un bandage unissant, fenêtré, et accessoirement un petit couvre-chef, qui satisfirent ensemble à l'intention; de manière que, par des pansemens rares et simples, la cicatrice de cette énorme plaie fut parfaite le dix-huitième jour. Ce qui surprendra peut-être, c'est que ce jeune homme n'a jamais éprouvé, durant sa blessure ni depuis (et je m'en suis assuré), le moindre accident qui ait pu inspirer la plus légère crainte sur les suites de la commotion à laquelle il étoit si naturel de croire qu'on devoit s'attendre. Cette commotion, en effet, étoit plus à redouter que la fracture, parce qu'à cet âge les fibres osseuses sont encore flexibles et souples, et que, la chute ayant été horizontale, la force du heurt s'étoit perdue sur la surface latérale de la tête, dont il avoit rompu et déchiré les tégumens.

Que de plaies également graves et non moins susceptibles d'accidens, quoiqu'elles intéressassent des parties moins essentielles, ne se sont-elles pas souvent présentées aux yeux des chirurgiens qui, ne considérant leur prompte guérison que comme un événement heureux, n'en ont pas tenu compte ? Je pourrois rappeler quelques faits de ce genre, si déjà je n'en avois consigné plusieurs dans une dissertation où ils viennent à l'appui d'une opposition à de faux principes, contre de hasardeuses opérations précipitamment faites, et où l'on se plaît, pour ainsi dire, à mettre l'art de guérir fort au-dessous de sa place.

Mais s'il est vrai que tant de preuves déposent en faveur de la prompte guérison, à l'abri de tous accidens, des plaies déchirées avec le plus grand désordre; on ne peut cependant pas se dissimuler qu'il est des cas où elles donnent occasion à des événemens dangereux, devant lesquels les secours de la chirurgie fléchissent souvent.

Si les exemples de pareilles contrariétés ne sont pas nombreux, ils n'en sont ni moins évidens ni moins incontestables : l'exercice pratique de l'art en a recueilli des témoignages non équivoques. Parce qu'on a vu des plaies déchirées avec lambeaux se réunir à souhait, il n'est pas à dire pour cela, que des déchiremens superficiels qui n'intéressent que la peau, faits par des instrumens ou par des corps durs de toute espèce, n'aient pu causer les accidens les plus graves : tout est relatif. Est-ce donc la forme et l'espèce d'instrument que l'on doit en accuser, ou la disposition des fluides dans le sujet blessé ? Deux mots suffiront pour éclaircir cette question.

D'après la connoissance que nous avons de la structure intime des parties molles, il n'y a pas de doute que leurs fibres constituantes ne soient ou sensibles ou irritables, et souvent l'un et l'autre ensemble. En ne considérant que leur sensibilité, la douleur est inséparable de leur lésion, quelque légère qu'elle soit. Or, une expérience involontaire, dont peu de personnes sont exemptes dans le cours de la vie, nous apprend que cette douleur est le produit d'une sensation désagréable qu'éprouvent les nerfs, ainsi que les parties auxquelles ils se distribuent. Mais, comme cette sensation dépend d'un mouvement contre nature des solides, c'est-à-dire, de leur constriction ou de leur rétraction, on sait que tout ce qui peut les garantir de l'impression des corps extérieurs irritans, et principalement de l'air froid, adoucit singulièrement le sentiment de la douleur. C'est pourquoi la chirurgie topique emploie avec succès, en cas pareil, les applications mucilagineuses relâchantes, tièdes, qu'elle a grand soin de renouveler à propos.

Ce remède, le seul que l'on fasse servir utilement dans les moindres écorchures, comme dans les plaies longuement déchirées, calme sur-le-champ; et pourquoi non, puisqu'il relâche les fibres déchirées, et les oblige de reprendre leur disposition naturelle? L'humidité qui recouvre bientôt la plaie, la rougeur, à peine sensible, qui teint ses bords, sont de fidèles avant-coureurs de l'agrandissement futur du bien-être; et jamais pronostic n'a été plus sûr.

La marche rétrograde de la douleur s'opère toujours ainsi, lorsqu'elle n'est suscitée que par l'irritation des solides. Mais si les fluides roulent avec eux un vice hétérogène, depuis long-temps silencieux, et qui sembloit n'attendre que la moindre occasion pour se développer avec éclat, ce n'est plus la même chose. Alors la persévérance des douleurs, leur accroissement, l'inflammation ardente qui circonscrit la plaie, semblent avertir de la fougue à laquelle les accidens sont disposés à se porter. On ne voit pas non plus sans inquiétude l'aridité dans laquelle reste constamment la plaie, malgré les topiques que le chirurgien s'empresse d'appliquer avec intention d'y rappeler cette humidité salutaire; et que ne dit-elle pas,

pas, cette aridité ? elle dit tout. Il est peu chirurgien, celui qui ignore que les fluides, une fois dépravés à un certain point, résistent opiniâtrément à ces remèdes, et ne cèdent absolument à rien. Faut-il, pour l'en convaincre, le ramener à ces observations où la nature, subjuguée par une défection purulente sourde, le rend témoin d'une désorganisation affreuse des solides, à laquelle il ne s'attendoit pas, en donnant subitement issue à une masse de pus lentement formée, parce que le vice humoral étoit de nature à concentrer tacitement la chaleur ? Faut-il lui rappeler que, par des mouvemens spontanés brûlans, ces fluides, tombés tout-à-coup dans une dégénérescence incendiaire, enflamment, brûlent et cautérisent avec une activité inconcevable ? En effet, les fluides dégénèrent quelquefois si promptement, et leur altération est d'abord si exaltée, qu'ils rongent les solides et les morcellent, comme s'ils vouloient s'en repaître, tandis qu'ils n'ont en vue que leur destruction.

Ce vice dévastateur laisse-t-il l'espoir de le fléchir et de le dompter, puisque son contact malin suffit pour détruire dans un instant l'organisation des fibres les plus solides, en les attaquant dans leurs principes constitutifs même ? Le mal est alors sans remède. J'en ai consigné un exemple frappant dans une de mes dissertations sur les évacuans.

On y lit qu'une simple égratignure, faite sur le dos de la main par une épingle qui traversoit le parement de la manche d'une robe de chambre, a coûté la vie à ***, et que la rapidité avec laquelle s'est manifestée et propagée la gangrène, n'a pas laissé aux maîtres de l'art appelés pour le secourir, le temps de prendre un parti décisif qui ne pouvoit être que violent, et dont il est à croire que le succès n'auroit pas répondu à l'attente, si tant est que l'on eût fondé sur lui l'espoir de prolonger les jours du malade.

Ce fait, que je rapporte comme un des plus saillans en ce genre, n'est certainement pas l'unique. J'en ai cité plusieurs dans la dissertation dont je parle, qui confirment la doctrine des effets de l'impureté et de la dépravation des fluides sur les solides; effets que l'on semble encore méconnoître. A quoi bon accumuler tant de preuves pour mieux convaincre ? doit-il donc y avoir tant d'obstacles lorsqu'il s'agit de se faire entendre des personnes éclairés, et de parvenir à leur raison. Ceux qui ne croient voir la cause du mal et de son irrésistible activité, que dans les solides auxquels ils font prendre à leur gré les situations qu'il leur plaît, sont dans une grande erreur, et peut-être que, sans le vouloir, nous l'augmentons encore. Mais je demanderai, si les diverses sortes de tumeurs, de cause interne, dont la nature se sert pour expulser l'humeur morbifique qui l'inquiète et entrave ses opérations, ont leur principe dans les solides ? si ce sont eux, ces solides, qui font les frais de ces dépôts purulens, à l'exclusion des fluides ? si ce sont eux qui excitent les fluides à la dépravation ou à la corruption ? ou si, au contraire, ce sont les fluides qui indisposent les solides, eux qui ne doivent leur existence première et leur réparation conservatrice qu'aux fluides qui les nourrissent ? Dira-t-on, pour étayer cette invalide doctrine, que les affections vénériennes etc., qui désorganisent ces solides, leur sont trans-

h ij

mises immédiatement, sans le concours des fluides; et que cette maladie, par fois indomptable, parce qu'il n'est pas toujours à la disposition de l'homme de l'art de désinfecter et de purifier les humeurs, malgré la prétendue efficacité des moyens que cet art lui fournit, ronge et détruit hideusement les parties où ce virus se fixe ? Et combien d'autres questions semblables n'auroit-on pas encore à faire à ces marchands de rêveries, qui attendent leur célébrité du débit d'un nouveau mode d'embrouiller encore plus les prétendus mystères de la nature, ainsi qu'à ces amateurs d'opinions étrangères, qui, au mépris des lois prohibitives de la nation, tirent tout leur savoir des magasins anglais, et en vantent la supériorité, comme si celui de nos manufactures lui étoit inférieur en qualité et en éclat!

Que l'on me dise donc, si de tout temps les productions du sol français n'ont pas fait honneur à ceux qui le cultivent ? si ce n'est pas de lui que sont sortis la plupart de ces grands hommes qui ont servi et serviront éternellement de modèle aux nations voisines, que souvent ils ont étonnées d'admiration ?

Il s'agit encore de savoir si certains écrivains anglais, insolemment orgueilleux (1) jusques dans leurs découvertes mensongères (2), n'ont pas contribué à ralentir les progrès de la chirurgie, en dépit des travaux soutenus des Français pour les accélérer ? Bien pénétré que je suis de cette vérité, j'ose dire qu'il seroit à désirer, pour rappeler cette partie de l'art à sa pureté originelle, que l'on interdît désormais l'entrée

---

(1) *Chirurgie de Pott.* Je rappelle quelque part certaines expressions injurieuses, dont cet Anglais s'est servi pour justifier son procédé opératoire contre celui de Ledran et de Garengeot, au sujet de la castration.

Sans doute que le traducteur français, qui a mis tant d'affectation à faire l'éloge de l'extraordinaire supériorité des talens de ce chirurgien, auroit été plus réservé dans ses flagorneries, s'il eût su qu'il avoit manqué aussi essentiellement à des hommes qui ont fait et feront éternellement honneur à sa patrie.

(2) C'est de tout temps que l'on a préconisé les découvertes anglaises : on a recommandé, dans un ouvrage de nos jours, la charpie anglaise, avec une sorte de prédilection, dans le pansement de certaines plaies.

J'aurois en mon particulier une reconnoissance éternelle à celui qui a la générosité de nous transmettre cette intéressante et précieuse nouveauté, s'il vouloit avoir la complaisance de nous dire en quoi cette charpie diffère de la nôtre, et nous faire part de ses admirables propriétés.

en France de ces systèmes obscurs et bizarres, qui ternissent le vrai au point de ne plus le reconnoître : dégénérescence affligeante pour l'humanité, sur laquelle gémiroient aujourd'hui, s'ils pouvoient en être témoins, *Pringle*, *Turner*, *Macbride*, *Arbuthnot*, *Lind*, etc., tous leurs compatriotes; eux, dont les systèmes en médecine sont si conformes aux lois de la nature, et qui ont si justement mérité de l'art !

Section septième.

Des plaies faites par instrumens contondans.

On n'entend parler dans cette section que des plaies contuses, c'est-à-dire, du délabrement des tégumens, du tissu graisseux, des muscles, et quelquefois du brisement des os, qui suivent l'application plus ou moins forte d'un corps orbe sur une de nos parties dans un état de repos, ou de la chute précipitée de celle-ci contre un corps dur inactif. Quoique cette différence paroisse peu sensible au premier abord, elle ne laisse cependant pas que d'établir une diversité dans les accidens. La secousse qu'éprouve la partie vivante frappée, et celle que lui communique le corps contre lequel elle frappe, ne peuvent être toujours les mêmes, quelque rapprochement que l'on veuille donner à leurs rapports. La différence vient de la situation de la partie du corps et de son ensemble, lorsqu'il est frappé, ainsi que de la nature du corps frappant; de même que, dans sa chute, sa différence procède de la pesanteur du corps, de l'activité avec laquelle il est tombé, et de la mollesse ou de la dureté de celui qui le reçoit. On voit que la variété de ces circonstances donne lieu à des considérations, que l'on doit moins encore envisager du côté des accidens que de celui de leur prompt développement et de leur gravité. Il est notamment reconnu que les chutes sont en général moins fâcheuses que les coups, et on cite ceux portés sur la tête, pour exemple; ce qui cependant n'est pas toujours sans exception.

Si de ces coups ou de ces chutes il en résulte communément des plaies contuses ou de simples contusions, il ne s'en suit pas moins que, quoique la peau paroisse intègre, les parties molles qu'elle recouvre sont tellement attritées et broyées, qu'on n'y retrouve plus, en ouvrant ces tumeurs, qu'un sang noirâtre et un vide qui surprend. Les fortes contusions, sans solution de continuité apparente, annoncent donc le plus souvent une plaie interne masquée par les tégumens, qui seuls ont été conservés. N'a-t-on pas vu des coups portés sur des jambes bottées, respecter la botte ainsi que la peau, et fracasser les os?

En considérant ces résultats, on peut se faire une idée générale des plaies contuses. De même que celles d'un autre genre, elles sont légères ou graves, à cette différence près qu'elles peuvent être plus fâcheuses, quoique, comme les plaies tranchantes ou piquantes, elles n'intéressassent pas des parties essentielles à la vie. En se les représentant telles qu'elles sont dans leur simplicité, on est à même de juger de leur importance, pour peu considérables qu'elles soient, avec cet égard néanmoins, que les suites en sont d'autant plus à craindre que le sujet blessé est avancé en âge.

Dans quelque état de choses que ce soit, la guérison de la plaie contuse veut toujours être précédée d'une suppuration qui emporte avec elle les débris des fibres froissées et lacérées. Non-seulement cette suppuration n'est point évitable, mais elle est encore de première nécessité. De toutes parts, à la circonférence comme au centre, ce sont des fibres vasculeuses, brisées et pleines de sang, incapables par là même de réagir sur les fluides qui les engorgent, et où des secousses lentes et foibles, et un soupçon de chaleur, les décomposent et les convertissent en une matière sanguinolente, à laquelle s'unissent des lambeaux imperceptibles de ces solides molestés ; présage heureux, qui parle en faveur du débarras de ces vaisseaux et du recouvrement prochain de leur force élastique.

Il seroit plus qu'inconvenable, sans doute, de vouloir rapprocher les lèvres d'une division semblable par la suture sanglante : aussi aimons-nous à croire qu'on ne l'a jamais tenté. Il est évident, qu'indépendamment de l'impossibilité d'en tenir les lèvres affrontées, l'avénement de la suppuration sollicitée par tant de moyens, détruiroit jusqu'au moindre espoir de succès ; et ce procédé de réunion, loin de diminuer l'intensité du mal, ne feroit que l'accroître. Mais, à ces faux égards près, on ne peut se dispenser cependant de maintenir dans de justes bornes les chairs déchirées, par un appareil approprié, avec intention de seconder, dans le rapprochement futur de ces chairs, les vues de la nature, qui n'a d'autre but que celui de leur réunion, dont les frais exigent souvent d'elle des dépenses extraordinaires et longues à soutenir.

Mais la suppuration que l'on attend pour mettre les fibres malades à portée de se communiquer et de travailler de concert au grand œuvre de la cicatrisation, veut être à son tour précédée d'une inflammation, qui a primitivement besoin d'être excitée.

Les topiques relâchans, si convenables dans des circonstances dont nous parlerons incessamment, seroient contraires à cette intention. Ici il en faut qui stimulent les vaisseaux affoiblis et languissans, et, qui en les ranimant, les disposent à se roidir contre l'affluence des fluides, et à résister à leur extravasation ainsi qu'à leur épanchement. Ce n'est pas autrement non plus que ces fluides peuvent être élaborés et convertis en pus. Le chirurgien qui suit à l'œil les mouvemens de la nature, sait y mettre des bornes à propos, en variant les topiques; il en dirige, pour ainsi dire, la marche, en substituant les émolliens relâchans aux résolutifs excitans.

Ces remèdes, applicables sous différentes formes, touchent à la plaie immédiatement ou médiatement. Ceux qui sont bornés à en couvrir les alentours dans une circonférence très-étendue, n'agissent pas aussi vaguement qu'on le croiroit bien; ce sont eux qui disposent précisément les fibres correspondantes à la plaie, à secouer le joug importun des fluides qui les oppriment, et à opérer la révolution utile qui se fait dans ces humeurs, en les changeant en pus. Jusque-là les topiques immédiats n'agissent que sur les fibres nues, délabrées, et leur action ne peut être que relative à leur force organique, que l'on sait être très-foible alors.

Quelquefois la plaie est légère, quoique la contusion s'étende profondément. Les coups de pierre ou de bâton portés sur la tête ou sur les membres, ont prouvé jusqu'à quel point on devoit être circonspect dans les soins à donner à ces sortes de blessures. Non-seulement les os peuvent être contus, mais fracturés. Ces fractures ne seroient encore qu'un accident fort ordinaire, si le mal se bornoit là; mais ce sont alors les secousses, les commotions qui résultent du coup, auxquelles on doit rapporter les maux sérieux qui, quelquefois, se préparent en silence sans être devancés par le moindre orage. La substance du cerveau est souvent fortement contuse, quoique la plaie du cuir chevelu ne soit ni très-profonde ni très-étendue, et que la contusion extérieure ne soit pas considérable. Il en est de même des coups portés sur la poitrine ou sur le bas-ventre. On a vu de ces plaies légèrement contuses, dont la guérison a été prompte, tandis que les viscères intérieurs de ces capacités avoient été violemment froissés par l'effet du contre-coup. Je me rappelle d'avoir fait l'ouverture du cadavre d'un cavalier du ci-devant régiment de Royal-Lorraine, mort dans trente-six heures d'un coup de pied de cheval, reçu sur la région hypogastrique. Ce militaire étoit venu à l'hôpital deux heures après son accident, sans le secours de personne, et avoit eu une forte garde-robe immédiatement à son arrivée. La plaie et la contusion des tégumens sembloient ne mériter qu'une foible attention. Cependant les intestins étoient noirs des suites de la contusion interne, et, entr'eux, l'ileum étoit ouvert de l'étendue d'un pouce. Une matière floconneuse, sous forme de pus, couvroit une grande surface du bas-ventre; on voyoit aussi les intestins, par une adhérence glutineuse, ne former qu'une masse; ce qui ne laissoit point de doutes sur l'inflammation qui avoit dû précéder cet épanchement purulent.

La contusion des os n'est pas moins remarquable; celle faite aux os longs a quelquefois produit de singuliers effets, qui ne dépendoient pas seulement de la lésion de leur surface extérieure, mais qui prenoient leur source dans la substance médullaire même. Aussi a-t-on pu être étonné de voir les suites terribles auxquelles a donné lieu l'ébranlement causé par le coup. Dans les uns, ce sont des gonflemens prodigieux sur la partie offensée de l'os, seulement : dans les autres, ces tuméfactions embrassent la totalité de l'os, sans que les malades éprouvassent autre chose dans le principe qu'une pesanteur inquiétante de la partie, à laquelle, il est vrai, succède bientôt la difficulté d'exécuter les mouvemens auxquels elle est destinée. Dans les autres encore, ce sont des douleurs profondes et cruelles, accompagnées de froid et de pâleur de la peau, presque toujours d'œdème; symptôme indicatif général de l'affection de tous les tissus membraneux, et du périoste même, toutes les fois que les fluides réparans qui le pénètrent sont ralentis ou arrêtés dans leur course. Si le coup a été violent, et qu'il ait porté directement sur des artères ou sur des nerfs un peu considérables, il y a communément perte de mouvement et gangrène. On en lit un exemple dans Lamotte, où il est dit qu'un jeune homme ayant été frappé d'un fort coup de bâton sur la partie antérieure du coude, la contusion s'étendit jusqu'au carpe; que les accidens furent prompts et pressans, et que déjà il étoit près de perdre cette extrémité, dont il ne dut la conservation qu'à la résistance qu'opposa à la gangrène la sagacité du chirurgien qui en prenoit soin, et au choix des divers moyens qu'il fit servir à la circonstance.

Quelque fâcheuses que puissent être ces sortes de plaies contuses, elles le sont infiniment moins, à certains égards près, que celles produites par les armes à feu : aussi le système du pansement adopté pour celles-là, est-il diamétralement opposé au bien de celles-ci. Ce n'est plus la meurtrissure des fibres qu'il faut envisager dans les plaies causées par le choc des corps durs, poussés par l'explosion de la poudre à canon ; c'est toute autre chose. L'activité avec laquelle ces corps chassés opèrent la division des parties, n'est pas imitable; celle seule de la foudre pourroit lui être comparée, si elle avoit la propriété de lancer de pareils corps contre ceux qu'elle frappe. C'est le cas de rappeler que de la différence des chocs naît celle des accidens, relativement aux parties contuses. Il suit de là, que les degrés de la contusion dépendent uniquement de la cause qui a mis en action l'instrument blessant, ainsi que de sa gravité, qui augmente toujours en raison de sa vîtesse et de la résistance du corps frappé. C'est pourquoi les chairs, dans les plaies d'armes à feu, ne sont pas seulement déchirées, mais écrasées et réduites en pulpe. Les nerfs sont également exposés à toute la force du coup, et se trouvent confondus avec les chairs et les os. Quelquefois l'action organique vasculaire reste suspendue, et alors la partie se refroidit; ce n'est qu'en y rappelant la chaleur, au moyen des fomentations chaudes et sèches, que l'on parvient à y établir l'action oscillatoire. En général, plus la commotion locale est vive, plus elle se propage rapidement, de manière qu'elle est quelquefois universelle. La stupeur qui en est inséparable, le saisissement et la contraction subite des fibres, desquelles cette stupeur dépend, la constriction et le resserrement des vaisseaux de moindre diamètre, qui suivent ce trouble, restreignent les fluides; ils ne circulent qu'avec une lenteur inexprimable, ou ils ne circulent plus. Bientôt leur décomposition putrescente détermine la mortification.

mortification, dont le premier signal est toujours le froid de la partie. Dès-lors, l'écoulement par la plaie devient rare, et ne se présente plus que sous la forme d'une sanie d'odeur cadavéreuse.

Les moyens de prévenir ces accidens aussi prompts que féconds, et quelquefois terribles, dans cette espèce de plaies contuses, consistent dans les sacrifications ou les dilatations faites sur-le-champ, lorsque le cas l'exige. Ces dilatations, aussi utiles que nécessaires, facilitent l'extraction des corps étrangers, nommément dits ou devenus tels par les événemens. Ces scarifications ou ces dilatations ont la double propriété de favoriser l'écoulement des fluides stagnans, et elles opèrent aussi le dégorgement de la plaie. Mais, pour remplir utilement ce double objet, les unes et les autres doivent être faites avec discernement et méthode.

Quand j'ai dit que le système du pansement dans les plaies contuses ordinaires, où l'application des résolutifs est parfaitement indiquée, étoit en opposition aux plaies d'armes à feu, c'étoit pour faire sentir qu'il falloit avoir tels égards que de raison à la nature et au caractère de chacune d'elles en particulier. En effet, l'application des émolliens sur les plaies d'arquebusades, topiques parmi lesquels l'eau tiède a un si grand avantage, est ici le remède de confiance; et certes, il la mérite. D'après le tableau caractéristique des accidens primitifs de ces plaies, la vertu connue de ces remèdes ne laisse rien à désirer à la circonstance. Ils relâchent les différens tissus organiques lésés; la nature le demande à haute voix, et c'est sans doute tout ce que l'art peut faire de mieux que de s'empresser de répondre à son vœu. Aussi ne tarde-t-on pas à s'apercevoir que, l'action vasculeuse devenant successivement plus libre, l'inflammation passagère, qui doit convertir les fluides captifs en pus, est très-modérée, et que l'apparition de la suppuration est beaucoup plus prompte, ce qui flatte d'autant plus qu'elle garantit des événemens fâcheux qu'on a toujours à redouter en cas pareil.

Dans les plaies d'armes à feu peu profondes et qui n'intéressent que la surface des parties, on peut, sans inquiétude et sans regret, négliger ces amples dilatations et ces scarifications. On évite aisément les maux prétendus dont on accuse mal-à-propos ces plaies, en sollicitant doucement la suppuration; elles y sont plus disposées qu'aucune d'entre elles. Il n'y a autre chose à faire pour l'accélérer, que de solliciter vivement, au moyen des émolliens, le relâchement des vaisseaux obstruées par constriction. L'humidité séreuse qui en découle annonce l'arrivée prochaine du pus, et il est extrêmement rare qu'on y soit trompé. Mais s'il est possible que la suppuration de ces plaies superficielles soit lente, il ne faut pas croire qu'elle puisse jamais donner occasion aux mêmes accidens que celles de ces plaies qui compromettent profondément les chairs; les unes n'intéressent que la peau et les graisses, tandis que les autres frappent les muscles, leurs tendons et les nerfs : ce qui en diversifie étrangement le caractère.

Mais, malgré la confiance que nous témoignons aux émolliens, il n'est pas dit, qu'applicables immédiatement dans le principe, ils doivent être constamment employés. Les diverses nuances que prennent ces plaies avant que d'en venir à la guérison, exigent nécessairement que l'on en varie l'usage, et les topiques excitans, placés à propos, ont toujours eu de sublimes effets. Dès que les bords de la plaie s'affaissent lâchement, c'est le cas d'y recourir ; attendu que c'est toujours la circonférence de la plaie qui indique le plus surement le degré d'action des solides. Si la suppuration se présente primitivement sur ses bords, c'est aussi là que l'escarre se détache en première instance, et c'est encore là que les rudimens de la cicatrice commencent à paroître. Il seroit très-abusif, alors, de ne consulter que l'usage, et de ne se régler que d'après lui. On ne peut guères ignorer qu'en sollicitant modérément l'action des vaisseaux tronqués, ces topiques ne les invitent à verser, sous la forme de pus, les fluides qui les engouent, et que l'oscillation artérielle, toujours croissante, doit infailliblement contribuer à la séparation du mort d'avec le vif. Il est bien peu de chirurgiens qui, par l'habitude de voir, n'aient acquis la conviction de cette vérité.

Les plaies contuses et profondes, avec fracas

d'os, suite de coups de feu, ne changent absolument rien à ces dispositions. Les considérations curatives sont toujours les mêmes, jusqu'à un certain point cependant; car toutes les exceptions à ce sujet n'ont rapport qu'aux esquilles, qui inquiètent, molestent constamment les chairs, provoquent la douleur et l'entretiennent. Faute d'avoir extrait ces esquilles à propos, ou de les avoir replacées, si elles en sont susceptibles, le mal se soutient et empire; et à supposer que leur présence se bornât à susciter des douleurs qui céderoient à une suppuration tardive, le mal ne seroit-il déjà pas assez grand ? Mais il en est un plus grand encore, c'est celui qui résulte d'une tentative hasardeuse, faite à dessein d'extraire ces esquilles avant leur séparation totale des parties charnues ou osseuses, auxquelles il est possible qu'elles adhèrent toujours fortement, quoique la plaie soit en pleine suppuration. Jamais, en irritant, avec de pareilles intentions, des parties charnues abreuvées de pus, beaucoup plus sensibles, alors, que dans l'état sain, on ne parviendra à arrêter ces accidens occasionels, étroitement liés aux accidens primitifs essentiels. La raison et l'expérience parlent, ici, contradictoirement à cet axiôme, assez universellement reçu en médecine, qui dit que, la cause détruite, l'effet cesse, puisqu'il est démontré qu'en soustrayant de force la cause des souffrances, le résultat de l'opération par laquelle cette soustraction doit avoir lieu, ajoute à la maladie et en prolonge la durée. Il est donc très-prudent, dans la circonstance présente, de temporiser, avec le prochain espoir que ces esquilles se détacheront insensiblement d'elles-mêmes, et qu'alors, en cherchant à les ébranler avec douceur, on pourra les extraire sans inconvénient. Il y a même plus ; car si leur extraction paroissoit indispensable avant le terme fixé par la nature, sous prétexte qu'elles entretiennent le gonflement, la douleur et la suppuration, il seroit également sage de temporiser paisiblement, pour attendre la cessation absolue de tous accidens avant que d'en venir à l'extraction de ces parcelles d'os.

Il n'y a pas de doute, au reste, que, ce terme passé, en emportant leurs aspérités avec circonspection, au moyen de la tenaille incisive, on ne puisse épargner de longues souffrances aux blessés, et qu'on ne raccourcisse le travail de la nature. Ce procédé, loin d'être étranger à la chirurgie, a même force de loi en pratique. J'ai réussi, dans plus d'une occasion, à cicatriser des plaies anciennes, lorsque des esquilles adhéroient encore solidement au tout de l'os par leur base, en les inquiétant un peu, de manière à y exciter une légère inflammation. Mais ce n'étoit jamais, et il est bon de le faire observer, que sur le déclin de la maladie, et lorsque la plaie sembloit ne se refuser difficilement à la cicatrisation totale que par rapport à l'insolidité du plancher sur lequel elle devoit s'asseoir.

SECTION HUITIÈME.
Des causes et des effets de l'inflammation qui survient aux plaies.

CE point secret d'irritation, dont nous avons légitimement accusé d'abord les solides, et auquel nous ne pouvons nous dissimuler que les fluides imparfaits, dépravés, pervertis ou corrompus, peuvent également donner lieu, est incontestable. Mais on voit là deux causes également déterminantes de l'inflammation et de ses suites, causes qui se retrouvent dans plusieurs cas : c'est-à-dire, que l'une est l'effet de l'irritation occasionée par un corps étranger, et l'autre par les humeurs viciées. L'inflammation qui survient aux plaies récentes, est subordonnée à des causes toutes particulières, et, quand on voudroit les confondre, on ne le pourroit pas sans déranger l'ordre qui en fixe la naissance d'une manière invariable. Ce n'est point que la conjonction entre les unes et les autres ne soit possible, mais il est connu que l'inflammation de cause externe diffère essentiellement de l'inflammation de cause interne, par son principe, puis par son genre, par ses suites et par ses accessoires : celle-là cède communément aux demi-remèdes, tandis que celle-ci résiste long-temps aux grands moyens.

On peut réunir sous trois chefs les causes extérieures de l'inflammation des plaies récentes. Il n'en est pas de même de ceux qui président aux causes internes ; ils sont en nombre infini. Il seroit possible à la rigueur de réduire ces trois chefs à un seul, leurs effets n'ayant rien qui les distingue bien particulièrement, puisqu'ils consistent ensemble dans ce qui moleste, d'une manière ou de l'autre, tout solide fraîchement dépourvu de ses tégumens. Mais, à considérer les choses dans le fait, le résultat est toujours l'irritation, de laquelle dépendent la crispation et le froncement des fibres. Les causes de cette irritation se trouvent dans le contact de l'air, ou froid ou chaud, ou sec ou humide, dans les appareils vicieux et dans l'emploi des remèdes contraires.

Il suffit d'être prévenu de la propriété contractile, inséparable de la fibre musculaire, pour concevoir que tout ce qui la frappe avec une certaine rudesse, lorsqu'elle est nue et rompue, doit la déterminer à se resserrer encore plus sur elle-même, puisqu'alors elle n'a rien qui lui aide à contrebalancer ses efforts naturels, ayant perdu son point de résistance. Cette rétraction et la crispation de l'extrémité des tubes vasculeux qui en résultent, supposent nécessairement le rétrécissement de leur calibre, qui donne passage aux fluides dont toutes ces fibres s'alimentent : ils sont même tellement clos, quelquefois, ces tubes, qu'il ne s'en échappe absolument rien. Or, cet obstacle à la progression des fluides, force naturellement les vaisseaux dans lesquels ils sont retenus à se dilater, et les filets nerveux combinés avec leurs parties élémentaires constitutives, étant distendus, tombent dans un état de souffrance qui dévance la douleur, dont l'accroissement est toujours en raison de l'amas des fluides et de la résistance qu'oppose le froncement de leur extrémité à leur évacuation. Tel est le principe de ce genre d'inflammation, si ordinaire aux plaies nouvelles, lorsqu'on neglige les moyens connus pour la prévenir.

Il fut un temps où l'on étoit généralement d'accord sur cette vérité. Mais le terme d'obstruction, dont l'auteur de cette savante et saine doctrine a cru devoir se servir pour exprimer plus clairement, en pareille circonstance, l'état dans lequel se trouvoient les vaisseaux où l'inflammation fixoit son siége, a offusqué les amateurs de nouveautés. Ils ont cru voir que cette expression, qu'ils emploient cependant journellement encore pour marquer la situation des différens tubes dans ces embarras congestifs, quelquefois monstrueux, des glandes conglomérées ou simples, étoit déplacée, quand il s'agissoit de parler d'inflammation; et ils ont rigoureusement traité de mécanicien l'Hippocrate hollandais, qui s'est permis de l'appliquer ici afin de faire mieux sentir la cause et les effets de cette affection. Comme si différentes causes ne pouvoient pas produire les mêmes résultats, on a donné de fausses interprétations à des événemens qui sortoient d'une source dont la variété dans le produit n'étoit que relative. Est-il donc si rare d'avoir à combattre, par des moyens souvent opposés, des obstructions, suite de la rigidité ou de la foiblesse de ressort des solides, ou de l'acrimonie ou de l'épaississement des humeurs ? Eh bien ! ces obstructions en sont-elles moins ce qu'elles sont, c'est-à-dire, un ramas de fluides retenu dans les criptes des glandes, quoique produit par des causes tout-à-fait différentes ?

Mais quand même nous n'aurions pas de celles de l'inflammation dans les plaies récentes des preuves rationnelles et évidentes, je dirai mieux, les preuves convaincantes que nous en avons; les topiques, dont les principes relâchans nous sont connus par l'analyse, et que l'expérience nous a fait reconnoître pour combattre efficacement cette inflammation ; ces topiques n'en disent-ils pas assez pour faire embrasser cette opinion de préférence, puisque, par la manière dont ils agissent, on peut sans prévention se rendre compte de la cause de la maladie par les effets du remède ?

Répugne-t-il donc tant de croire que les fibres vasculeuses, crispées et raccourcies, puissent être tendues avec roideur, et que le sang, chassé par les grosses artères, ainsi que les humeurs qui en émanent, affluent dans la capacité de leurs ramifications, s'y accumulent et les engorgent, attendu que l'ouverture par laquelle ils doivent passer outre, leur est totalement fermée ? qu'alors la couleur de la peau puisse devenir d'un rouge plus ou moins foncé, la chaleur plus forte, la tumeur plus dure, et la douleur plus véhémente, parce que, dans cet état de choses, les filets nerveux répandus par tout sont plus tiraillés, et que par conséquent les élancemens doivent être et plus aigus et plus fréquens ? On conçoit dès-lors que la douleur ne peut être considérée que comme l'effet inséparable de la situation dans laquelle sont les nerfs, qui ne doivent leur changement de disposition qu'aux fibres musculeuses dans lesquelles ils se confondent. Eh bien! encore une fois, tous ces accidens ne témoignent-ils pas en faveur de la tension, de la rigidité des vaisseaux, de l'impossibilité dans laquelle ils sont de pouvoir réagir sur les fluides qui les dilatent outre mesure et les obstruent, et de l'obstacle insurmontable à leur évasion ?

Sans doute que cette opinion rajeunie, sur l'inflammation, ne plaira pas à tous, principalement à ceux qui sont entichés d'une doctrine nouvelle, dont l'exposé, tout lumineux qu'il leur paroît, est trop compliqué pour être naturel, et trop obscur pour être intelligible. Si l'on ne craignoit d'exciter, par les objections les plus simples, des réponses qui ne pourroient qu'ajouter à ces obscurités, sans produire, même par intervalle, la moindre lueur d'éclaircissement, on pourroit demander à ces prétendus agens de la nature, qui la font mouvoir selon leur caprice, si l'inflammation en général dépend bien certainement de la force d'irritation de la fibre nerveuse, et sous quel rapport ?

Si nous avions à répondre à cette objection, nous dirions que, quoique les nerfs fussent effectivement l'organe de la sensibilité et la cause physique des mouvemens toniques, il n'est pas vrai pour cela qu'ils soient toujours les agens primitifs et actifs de l'inflammation. Les nerfs n'agissent ici que secondairement, puisqu'il suffit, pour qu'elle ait lieu, que le moindre tube artériel soit obstrué ou fermé, n'importe comment, et que jusque-là, c'est-à-dire dans le principe de cette inflammation, le malade n'éprouve encore qu'un sentiment de chaleur désagréable et inquiétant sur la partie : sentiment qui ne prend le vrai caractère de la douleur qu'à mesure que ces nerfs sont forcés de se tendre ou de s'allonger proportionnellement à l'état dans lequel passent les fibres organiques, souffrant par l'engorgement contre nature des vaisseaux qui les abreuvent.

N'étant rien moins que disposé à céder à l'opinion du jour, fille avortée d'une imagination oiseuse, j'aimerois assez à lui opposer les résultats de l'expérience. Elle me dit, l'expérience, et la raison éclairée par le fait le prouve, que l'homme de l'art réussit toujours à tempérer cette chaleur brûlante par des topiques aqueux, en fomentations et en cataplasmes renouvelés avec soin; et qu'inspiré par la nature, le chirurgien qui suit son conseil, s'en applaudit constamment. Il voit en effet dans ces topiques, des remèdes qui n'appaisent la chaleur qu'en assouplissant les fibres, qu'en les relâchant, qu'en modérant l'oscillation précipitée des vaisseaux qui faisoient d'inutiles efforts pour se débarrasser, et de ceux encore dont l'approximation du lieu enflammé contribuoit au désordre, et qu'en portant enfin dans les fluides homogènes turbulens des fluides étrangers pacificateurs. Il a vu que ces fibres, en recouvrant successivement leur flexibilité, parvenoient insensiblement à diviser et à réduire à des particules infiniment moindres ces mêmes fluides réunis, pour ainsi dire, en masse, et dont la consistance ou l'épaississement est inévitablement augmenté par la chaleur locale; ou, ceci ne pouvant avoir lieu, à les rendre en détail à la circulation, sinon tous, au moins en partie. Il a vu encore, et toujours avec la même satisfaction, que la diminution de cette chaleur influoit sur celle de la dureté; que les tégumens étoient relâchés; que leur couleur perdoit de son éclat; qu'ils se ridoient; que les loges du tissu cellulaire, étroitement serrées, se dilatoient; que les filets nerveux, cessant d'être tendus et tiraillés, se délassoient paisiblement de leur fatigue, et qu'enfin la douleur s'affoiblissoit à mesure que l'extrémité béante des vaisseaux s'ouvroit pour verser dans la plaie les fluides qu'un travail secret et admirable étoit parvenu à convertir en pus.

Mais le contraste dans ce procédé de la nature diversifie les moyens curatifs, lorsqu'elle peint un autre genre d'inflammation. Il n'en a en effet que l'apparence, par la nuance que prend la peau sous laquelle le sang stagne dans ces vaisseaux affoiblis; et cette différence est marquante.

On distingue ce second genre d'inflammation du premier par l'affaissement des bords de la plaie, par son extrême aridité, par une rougeur un peu rembrunie, par une chaleur qui diffère peu, ou point du tout, de celle des parties saines, etc. Dans cette diversité de rapports, il est évident que les applications relâchantes siéroient mal : le remède à opposer à cette situation est dans les topiques stimulans acéteux, dont la propriété est d'exciter l'action fibrile et de préserver les fluides de la corruption. On se le dissimuleroit en vain, il faut, pour amener la plaie au point désirable, que ses lèvres se tuméfient, s'échauffent et s'enflamment ; sans cela point de suppuration, et sans suppuration point de cicatrice.

Il est un terme cependant, au-delà duquel il seroit imprudent de continuer l'usage de ces derniers remèdes ; c'est celui où la tuméfaction, la rougeur et la douleur, sont portées au degré convenable : alors on diminue l'activité de ces topiques ; celui qui croiroit préférable de leur substituer tout-à-coup les émolliens, agiroit indiscrétement, il courroit les risques de relâcher subitement les fibres, et il est toujours à craindre qu'un procédé pareil ne détermine la gangrène. Si l'expérience ne le disoit pas, le raisonnement le plus simple suppléeroit à son silence.

Section neuvième.

De la suppuration des plaies.

On vient de voir que l'inflammation n'est pas toujours telle qu'on ne puisse la modérer, s'il est vrai que l'on ne puisse pas la prévenir. Ce degré de modération annonce, à coup sûr, la conversion des fluides en pus, pour peu que l'inflammation soit constante. Or, toutes les fois que la résolution n'a pu se faire en totalité dans le principe, ce qui est extrêmement rare, même dans les grandes plaies par incision, sans perte de substance, la suppuration est inévitable. Il n'en est pas de même lorsqu'il y a déperdition; on la recherche et on la désire, dans l'intention de voir cesser les accidens, ou de leur mettre des bornes. Mais il est des circonstances où malheureusement elle se fait attendre long-temps. Son apparition dans tous les cas annonce le relâchement des fibres affectées, plus ou moins susceptibles de céder promptement à la suppuration, conformément à la disposition naturelle du tissu celluleux qui les enveloppe et les réunit, dont la trame est tantôt plus lâche, et tantôt plus serrée.

Il en est de la suppuration des tumeurs inflammatoires comme de celle des plaies. Dans les unes et les autres, elle est l'ouvrage de la nature, que l'art, bien dirigé, sait aider à propos. Celui qui ne sait pas que les fluides retenus dans les calibres artériels et veineux, ont subi par la chaleur une certaine altération qui les décompose et les convertit en pus, ne connoît qu'imparfaitement les ressources de l'économie animale, considérée dans l'état de maladie. Il lui importe également de savoir qu'ici comme là le pus s'annonce toujours sous la forme d'une humidité séreuse, qui, dans les plaies, ainsi que dans les abcès récemment ouverts, détruit insensiblement ce point d'obstruction qui opposoit une barrière à l'évacuation des fluides morbifiques. Il peut ignorer d'autant plus l'un et l'autre, qu'on lui représente cette espèce de désopilation, de manière à lui faire naître des idées étrangères qui l'écartent du vrai. Qu'on ne croie pas que je prétende établir une doctrine nouvelle sur ce point de théorie pratique : fondé sur des principes que je ne dois qu'à l'observation, et aimant à émettre mon opinion sans nulle prétention, pourquoi ne dirai-je pas ce que j'ai vu, ce que je vois, et ce qui en résulte, puisque tant d'autres donnent pour positif ce qu'ils n'ont pas vu, ou ce qu'ils n'ont pas voulu voir ? En considérant de près les mouvemens de la nature, dans ces différentes situations critiques, ne semble-t-il pas avoir sous les yeux les vaisseaux du tissu cellulaire, obstrués, excessivement engorgés, et affoiblis par les secousses qu'ils ont soufferts durant l'inflammation phlegmoneuse, et les voir se rompre et épancher dans un même foyer, sous la forme de pus, les humeurs stagnantes qu'ils s'efforçoient vainement de contenir ? Ne peut-on pas en conclure que cet épanchement, en augmentant successivement, et en proportion de la quantité des vaisseaux mortifiés et rongés par ce pus, change cette tumeur en abcès ? C'est alors, qu'étant épanché, il accélère la dissolution des duretés qui circonscrivent cette tumeur, et que bientôt il la rend fluctuante dans toute son étendue. Naturellement porté à croire à l'altération acrimonieuse et dévastatrice de cette matière purulente encore en fermentation, ainsi qu'à la raréfaction de l'air qui s'en dégage, auroit-on si grand tort d'attribuer à l'une et à l'autre le déchirement ou la rupture de la peau, à travers laquelle l'abcès se vide en partie, lorsqu'on n'a pas devancé cette érosion par une ouverture artificielle? On ne peut se dissimuler, au reste, que l'ouverture qui résulte de cette crevasse n'a jamais lieu que dans le cas où le pus a déjà étendu son domaine aux dépens des différens tissus graisseux, et qu'il s'est fourvoyé par tout où il a trouvé moins de résistance.

Dans les plaies enflammées, le travail de la nature est absolument le même. Les vaisseaux irrités, tendus et crispés, se relâchent, et leur extrémité s'ouvre pour laisser une issue à la partie la plus subtile des humeurs. On la voit d'abord découler sous la forme d'une rosée, qui devient insensiblement plus abondante; puis elle prend un caractère différent, à mesure que les vaisseaux qui la versent se désemplissent, et alors elle paroît laiteuse. Successivement elle se perfectionne, au point d'acquérir plus de liant et de blancheur. Le retour progressif de l'énergie de ces vaisseaux débilités, lui imprime cette consistance et ces qualités essentielles, si désirables en pareil cas. Ces diverses modifications sont si naturelles, qu'à l'approche de la cicatrisation ce n'est plus qu'un fluide homogène, c'est-à-dire, un chile perfectionné, un vrai suc nourricier, un gluten enfin.

Il n'y a donc de différence entre la formation du pus dans une tumeur inflammatoire et dans une plaie, que relativement au lieu où le pus se réunit. Mais, quelque peu sensible que paroisse cette différence, quant à cet objet, elle n'est cependant point sans considération, car il n'en est pas de la cavité d'un abcès, où le pus est en captivité, comme de celle d'une plaie, où il a liberté entière. Dans le premier cas, il fouille et pénètre par tout, désorganise le tissu cellulaire, cherche à se frayer à chaque instant des routes nouvelles, et il y réussit. Les abcès à la marge de l'anus, dont l'ouverture est retardée au-delà du terme convenable, en sont une preuve évidente, tandis que dans le second cas, dans celui de la suppuration des plaies, si la cavité en est remplie, le pus, après avoir imbibé la charpie, ruisselle, déborde de toute part, inonde les pièces de l'appareil, et souvent s'épanche fort au-delà.

Prétendre que la matière du pus est le produit d'une secrétion particulière, qui ne peut avoir lieu qu'au moyen de la chaleur et de la fièvre, c'est trop généraliser, ce me semble. N'est-ce pas vouloir révoquer en doute, qu'à l'exception du sang les humeurs récrémentitielles n'y sont pour rien ? On rejette comme une erreur du temps, que le pus puisse admettre dans son composé la fonte des graisses et les débris du tissu cellulaire. Mais s'il est vrai que ces solides n'y contribuent pas, selon l'opinion de l'anglais John Hunter, et de ses admirateurs français, pourquoi donc ces dépressions si frappantes à la suite des abcès artificiellement ouverts et cicatrisés, et cette émaciation inévitable des parties qui ont longuement suppuré ? Dira-t-on que l'une et l'autre ne sont que le résultat de la grande effusion des fluides pendant la suppuration, et du rétrécissement qu'a dû éprouver le calibre des vaisseaux chargés de leur transport ? Pareille réponse ne seroit pas à coup sûr généralement accueillie. Mais que l'on nous dise donc encore, pourquoi ces masses de tissus graisseux et aponévrotiques, que l'on trouve si communément confondues avec le pus, dans ces abcès larges et profonds ? et ces vides immenses qu'ils laissent immédiatement après leur ouverture, et dans lesquels le doigt introduit reconnoît le délabrement effrayant des parties où ils s'étoient formés ? Cette vérité, capable de frapper les sens les plus grossiers, peut-elle être impunément remplacée par une assertion aussi évidemment fausse que celle dont s'étayent nos nouveaux instituteurs ?

Si le pus, comme on nous le mande d'Angleterre, est une secrétion particulière, c'est probablement du pus secondaire qu'on a voulu l'entendre, car cette secrétion ne peut être censée avoir lieu que d'après le parfait dégorgement des vaisseaux obstrués qui ont souffert de l'inflammation, à laquelle on ne peut refuser de métamorphoser en pus les fluides retenus. Cette suppuration primitive ou préparante, et toujours destructive, ne peut être non plus considérée, sous aucun rapport, comme une secrétion, puisqu'elle est le produit d'une action absolument étrangère à la nature; qu'elle est toujours accompagnée d'une chaleur constante, plus ou moins intense, et d'un certain degré de force dans l'action organique. Mais la formation du pus secondaire, c'est-à-dire, de ce pus qui se renouvelle dans l'intervalle des pansemens, la plaie étant dans le cours de la suppuration, doit être bien différente. Il n'y a plus alors ni inflammation réelle, ni fièvre ; les solides qui servent de limites à la plaie ne sont plus ni élevés ni durs, ni, à beaucoup près, aussi douloureux qu'ils l'étoient auparavant ; et cependant les fluides qui y abordent sont transformés en pus. Cela ne diroit-il pas que ce pus, qui peut être alors considéré, relativement au bon état des chairs, comme régénérant ou incarnatif, pour me servir des anciennes expressions, est l'effet d'un changement de disposition dans les vaisseaux qui aboutissent à la plaie? disposition, au moyen de laquelle les fluides sont diversement modifiés. La diminution progressive de cette évacuation purulente, la qualité plus louable qu'elle acquiert journellement, en raison de l'augmentation du ressort de ces vaisseaux, ne laissent nul doute sur ce fait.

Enfin, ce pus parvenu au caractère qui indique la prochaine cicatrisation, caractère auquel nous avons cru reconnoître une parfaite analogie entre le suc nourricier et lui, nous le fait appeler du nom de suppuration cicatrisante.

La nature du pus étant un objet qui doit essentiellement fixer l'attention du chirurgien, et qui la fixe en effet dans le cours de la curation des plaies, invite à la nécessité d'en suivre scrupuleusement les variations. Non-seulement la suppuration vicieuse influe sur la nature de la plaie, mais encore sur la totalité de l'individu malade. Si la surface du corps est recouverte, comme il n'y a pas à en douter, de pores inhalans et exhalans, les vaisseaux qui répondent à ces extrémités poreuses, et qui n'en sont que le terme, ne peuvent manquer d'exister dans les plaies superficielles comme dans les plus profondes. Les tuyaux qui versent le pus, sont toujours près de ceux qui l'absorbent. Cette première faculté est attribuée aux artères, et les veines jouissent de la seconde. Il résulte de ce mécanisme contradictoire réuni, que, dans une plaie suppurée, il y a constamment une portion de pus résorbée et reversée dans la masse. Cette portion de pus est toujours en proportion de celle que fournit la plaie, et de l'état des vaisseaux absorbans égal en force ou en foiblesse à celui des vaisseaux exhalans. Ce reversement continuel de matières impures dans la masse humorale (versement que l'on ne doit point confondre avec le reflux de matière purulente), quoique généralement peu considérable en apparence, ne laisse pas que d'influer insensiblement sur les différentes fonctions, pour peu que la maladie soit longue.

Si les organes destinés à servir les évacuations naturelles sont en souffrance, ces évacuations doivent être nécessairement ralenties ou trop fréquentes. L'homme de l'art doit spécialement s'attacher à ces observations, et il acquiert aisément la certitude du vrai par ses différentes questions au malade. C'est par là qu'il reconnoît la nécessité ou l'importance de varier les alimens et les boissons; d'en augmenter ou d'en diminuer la quantité, ou de solliciter l'une ou l'autre de ces évacuations, ayant toujours égard, au reste, à celle que la nature s'est choisie de préférence, pour la seconder utilement, selon ses vues. C'est le cas d'appliquer ici cet axiome, si généralement respecté : *Quò natura vergit eò ducere oportet.*

Les substances alimentaires les moins convenables, prises, même immodérément, ne sont pas les seules causes de cette surabondance de pus qui inonde par fois les plaies, et fournit matière à une plus grande résorption. On a calculé que la négligence à renouveler les appareils à propos, avoit causé autant de maux que l'ignorance dans le mode des pansemens relativement à l'emploi des topiques, et que la défectuosité des pièces de l'appareil. Il n'appartient, au reste, qu'à l'œil observateur de savoir prévenir les inconvéniens que les uns et les autres peuvent cumuler. L'état de la plaie et quelques accessoires indiquent communément au chirurgien ce que la nature lui demande; souvent même, il en est qui la devinent. Lorsque la plaie a rejeté une quantité extraordinaire de pus dans l'intervalle des pansemens réguliers, bornés à un ou deux dans la révolution de vingt-quatre heures, il voit et sent la nécessité de les multiplier : nécessité qui se reproduit chaque fois que le pus domine encore à la levée de l'appareil, sans égard pour l'étendue et la capacité de la plaie.

Mais si cette matière purulente est dépravée, ces considérations sont superflues. Le chirurgien doit s'empresser de la dérober au contact des solides, puisqu'il ne s'agit plus ici de sa quantité, mais de sa dépravation ; et, de quelque genre qu'on la suppose, sa stagnation ne peut que l'exalter. La chaleur qu'elle excite suffit pour susciter et entretenir dans la plaie un ferment destructeur, qu'alimentent les parties avec lesquelles la matière purulente a plus d'affinité.

Celles qui ne sont pas immédiatement soumises à son empire, n'en éprouvent pas moins un sentiment de douleur très-vif, qui ne s'accorde point avec ce calme qu'exige la nature pour s'occuper sérieusement de la cicatrisation. Ce seul motif n'est-il pas assez puissant pour se hâter de débarrasser la plaie de cette matière dépravée, par des pansemens rapprochés, du renouvellement desquels l'accroissement de la douleur est le signal indicatif?

Toute impérieuse que soit cette considération, elle n'est pas la seule, à beaucoup près, qui en fasse un devoir a l'homme de l'art. La nature des topiques que la chirurgie conseille en pareil cas, est également pour lui un sujet d'attention. L'altération prompte, dont plusieurs d'entre eux sont susceptibles, veut aussi que l'on en réitère souvent l'application ; faute de quoi, de salutaires que seroient ces topiques, ils deviendroient évidemment nuisibles. Les mêmes indications ont lieu lorsque les malades habitent des appartemens trop échauffés pendant l'hiver, ou trop exposés à l'ardeur du soleil durant l'été. L'un et l'autre sont des occasions à fournir aux sources purulentes, de manière à les rendre plus abondantes.

Souvent encore l'erreur a pu faire prendre le change à des chirurgiens qui croyoient voir la cause de l'accroissement inopiné de la suppuration dans l'usage immodéré des alimens ou des exercices peu ménagés. Cette erreur en a séduit plus d'un, qui se sont empressés de lui opposer, comme souverain remède, une diète sévère et les évacuans. Mais s'ils eussent pris la peine de comparer les alternatives qu'éprouvent les personnes en santé en passant du vent du nord au vent austral, avec l'état de certains malades, ils auroient sans doute conçu que cette surabondance purulente dépendoit beaucoup, chez les blessés, de la disposition atmosphérique; et sans recourir à des moyens plus préjudiciables qu'indifférens, ils auroient trouvé dans le régime et les boissons, dans les diverses modifications de l'air et les pansemens répétés, les spécifiques contre cet événement passif.

Mais autant les pansemens doivent être fréquens dans ces circonstances, autant ils doivent être rares lorsque la suppuration est bénigne et d'une quantité modérée. L'habitude, qui ne sait rien respecter, n'y met, il est vrai, aucune distinction. C'est d'après elle que se dirige le chirurgien routiniste, et si elle le confond avec l'empirique qui n'a de confiance que dans le remède qu'il emploie sans en connoître les propriétés, peut-il avoir à s'en plaindre ? S'il ne voit pas qu'en découvrant souvent une plaie il interrompt la nature dans le cours de ses travaux; qu'il l'inquiète et l'afflige, en détruisant, dans un instant, ce qu'elle avoit mis tant de temps à réparer ; qu'il la prive des matériaux qu'elle avoit préparés, à grands frais et en secret, pour continuer ses opérations, et qu'il la force journellement à essuier des assauts qui souvent la déconcertent au point de la rebuter : la faute ne lui est-elle pas personnelle ?

Que l'on cesse donc aussi de s'étonner de voir des suppurations abondantes et longues, chez les militaires, sans avoir égard à l'époque à laquelle ils ont été blessés ! Compte-t-on pour rien les fatigues inséparables d'une campagne, les travaux constans et durs d'un siége, et les changemens désagréables de la saison ? En est-il du commencement d'une campagne comme de sa fin, et du printemps comme du déclin de l'automne ? Quelle différence dans le flux de la suppuration et dans sa qualité ?

Les humeurs qui jusque-là avoient conservé leur saine intégrité, malgré les vicissitudes des temps, et qui avoient paru résister à
tous

tous les événemens sans subir la moindre altération, au moins d'une manière sensible, se trouvent appauvries, et souvent épuisées, par les marches forcées et soutenues, et par la privation des moyens propres à réparer les forces à propos. Alors les suppurations, quoique lentes et difficiles à obtenir, sont aussi durables qu'imparfaites. Elles doivent cette lenteur et cette imperfection aux solides affoiblis par des mouvemens exagérés, qui les jettent dans l'affaissement et les énervent; situation de laquelle il est impossible aux sucs nutritifs de les retirer, tant ils sont eux-mêmes dénués de ces principes réparans qui doivent y reporter ensemble la force tonique dont ils sont dépourvus. Pareils résultats ont lieu chez les personnes qui, avant que d'être blessés, ont eu à supporter de longues fatigues, et que des veilles et des bivouacs ont affoiblies; qui ont éprouvé long-temps des besoins, ou qui ont été, et sont encore, au moment même de leur accident, tourmentées par de vives inquiétudes ou dévorées par de cuisans chagrins.

Cette réflexion présente d'autant plus d'intérêt dans la pratique, que ces circonstances changent absolument la donnée des moyens curatifs applicables dans le principe de la blessure et dans son cours. La conduite du chirurgien doit être telle alors, que, loin d'affoiblir les ressorts de la nature, il doit au contraire s'occuper essentiellement à les fortifier. Ceux-là seuls sont à l'abri de ces lenteurs inquiétantes, qui sont jeunes, d'une constitution forte, d'un certain embonpoint, et d'un caractère gai. Aussi est-ce le cas de diminuer l'action des solides par la saignée et la privation des alimens, de calmer l'effervescence des humeurs par des boissons rafraîchissantes nitreuses et des évacuations proportionnées, si l'on veut hâter la suppuration et disposer la nature à mettre des bornes à sa durée.

Les variétés que la matière purulente est susceptible d'éprouver dans sa quantité relative et dans ses nuances, par rapport aux diverses impressions de l'air habituel à certains climats ou à différentes saisons de l'année, exigent de la part du chirurgien des considérations non moins importantes.

Celui qui, dans l'état sain, sait évaluer les

vives sensations du froid, pendant les rigueurs de l'hiver, peut apprécier à quel point il est possible qu'il offense une partie malade. L'observation a fait voir, nombre de fois, que le contact de l'air froid sur des fibres privées de leurs tégumens, y excitoit une douleur extrême, sous laquelle les tuyaux fibreux irrités se fronçoient. Leur bouche étant fermée par son contact, l'écoulement de la matière purulente préparée est interrompu ; elle reflue alors précipitamment dans la masse humorale, y répand le germe d'une maladie qui bouleverse l'économie animale toute entière, et met souvent la vie en danger, si la médecine, témoin de la naissance des accidens, n'en prévient le développement par de prompts remèdes.

Ces événemens ne sont rien moins que rares ; et, s'ils ne sont pas toujours marqués au même coin, c'est que la nature, combattant vigoureusement contre l'oppression, parvient quelquefois à maîtriser les forces qu'elle lui oppose, et elle en triomphe ordinairement par des évacuations. Mais ce combat ne peut avoir lieu sans occasioner un trouble général, qui s'annonce par une fièvre aiguë, précédée de frissons : à ce symptôme, on devine déjà qu'elle a besoin de l'intervention prompte de la médecine. L'abandonner à elle-même, ce seroit ignorance, négligence ou lâcheté.

Il ne faut cependant pas croire que l'effet du froid produise toujours cet extrême sur les plaies suppurées; souvent il se borne à les flétrir, et c'est bien assez. On emploie alors avec succès les digestifs stimulans à base échauffante : la propriété de ces topiques consiste à y rappeler la chaleur que la suppuration suit de près. L'histoire de la pratique nous retrace plusieurs faits, où des plaies ont été si vivement frappées par le froid, qu'on les a vues être affectées de gangrène sur-le-champ; mais cet accident, quelqu'effrayant qu'il paroisse, n'a jamais résisté à l'usage combiné des topiques que nous venons d'indiquer, lorsqu'ils ont été secondés par le régime et les remèdes internes, appropriés à la constitution du malade et à la saison.

Un inconvénient, bien qu'il soit fort au-dessous de ceux-ci, dans la curation des plaies durant l'hiver, mais qui ne laisse cependant pas que de contrarier leur guérison, est celui de voir leurs bords s'élever et s'endurcir, si l'on n'use des précautions les plus sévères pour les garantir de l'impression du froid pendant les pansemens. Les vaisseaux purulens, si je puis m'exprimer ainsi, perdent de leur flexibilité ; les fluides s'épaississent ; il ne s'en échappe que la portion la plus subtile ; et la plaie reste stationnaire. Les anciens maîtres de l'art, à qui rien n'est échappé, ont fait, à cet égard, une juste observation. Ils avoient, avant nous, les mêmes pressentimens sur l'influence de l'hiver ; ils conviennent unanimement que cette saison est la plus contraire de toutes à la guérison des plaies, *hybernum tempus vulnerum curæ adversatur*, et cela est même passé en axiome. En énonçant les résultats ordinaires de l'action du froid sur les plaies, on peut juger de son impression fâcheuse sur l'ensemble du sujet malade, chez qui il produit des effets divers. On est naturellement porté à croire, d'après ces résultats, que les pores tégumenteux étant plus resserrés, et le calibre des vaisseaux extérieurs plus rétréci, la chaleur doit être concentrée : aussi la transpiration cutanée est-elle plus rare, les évacuations alvines toujours retardées, mais les urines plus abondantes. Il suit de cette disposition, que les fluides destinés à la formation du pus, dans les plaies externes, s'acheminent avec lenteur, et en moindre quantité, à la surface du corps; c'est pourquoi les suppurations sont toujours plus tardives en hiver, dans les plaies nouvelles, rares aussi dans les plaies anciennes, et communément d'une qualité peu louable, non cependant sans considération pour l'âge, le sexe, le tempérament, etc., tandis qu'au contraire les plaies internes, récentes ou anciennes, suppurent excessivement, sans nulle distinction. Il est aussi à remarquer qu'à cette époque les blessés sont exposés à différentes révolutions, qui s'annoncent et prennent diverses formes. Tantôt ils sont saisis inopinément de fièvre continue d'un caractère inflammatoire, dont les suites et le terme ne sauroient être connus; tantôt ce sont des accès de fièvre périodique, qui les frappent vivement, et résistent avec obstination au spécifique ordinaire; tantôt, aussi, ils sont travaillés de dévoiemens colliquatifs, souvent funestes, s'ils se prolongent au-delà du terme de cinq ou sept jours, sur tout chez les sujets d'une constitution foible, et déjà épuisés en partie par la maladie et par un long séjour dans les hôpitaux. Cet accident est un de ceux qui laissent le moins d'espoir au chirurgien, parce que, la suppuration étant une fois détournée, et les vaisseaux préparans devenus inertes, il est presque impossible de la forcer à se reproduire, au lieu que souvent quelques évacuations, sollicitées à propos, suffisent pour détruire l'aliment de la fièvre, ou pour en épuiser la source; dès-lors la plaie, de sèche qu'elle étoit, s'humecte, et insensiblement la suppuration reprend son cours. Il faut convenir de bonne foi, que cet événement est rare, mais il n'en a pas moins lieu.

L'automne a également ses motifs de contrariété dans la cure des plaies suppurantes; l'observation ne cesse de le répéter, et l'expérience est garante du fait. L'irrégularité de cette saison, dans laquelle le froid et le chaud se succèdent d'instant à autre, et portent alternativement les humeurs, tantôt à la surface du corps, et tantôt les refoulent au dedans, n'en dit-elle pas assez pour confirmer l'opinion générale sur l'influence défavorable de cette saison, relativement à la lenteur de la guérison des plaies? *autumnale contrarium est ob inæqualitatem.* Cette observation est de tous les temps; et nous pourrions passer, à cet égard comme à tant d'autres, pour l'écho de nos prédécesseurs. Ces alternatives sont d'autant plus frappantes chez les malades, que les personnes en santé s'en aperçoivent sensiblement. Il en est même peu qui n'éprouvent des variations dans l'habitude de leur être, et souvent ces variations avertissent de la marche irrégulière de la nature; irrégularité qui n'a presque jamais lieu impunément.

En automne les premières sensations du froid font sur les plaies de sérieuses impressions; on les accuse, non sans motif, de repousser dans l'intérieur les humeurs habituées à se produire à la peau, par la chaleur constante de l'été, qui les y provoque. Cette saison, marquée pour l'époque d'une révolution dans l'état sain, doit infailliblement donner lieu à des ressentimens très-vifs dans l'état de maladie. Les changemens que le corps éprouve infailliblement alors, ne nous laissent pas le moindre doute à cet égard : ici, ce sont des fièvres de toute espèce ; là, ce sont des coliques abdominales, des dévoiemens, des dyssenteries, qui changent en un moment le caractère de la plaie et celui de la suppuration. On ne doit pas se dissimuler, au reste, qu'un régime varié à propos ; que des évacuations placées conformément aux indispositions préliminaires du sujet blessé, peuvent prévenir la naissance de ces accidens, sinon, modérer leur activité.

Il seroit possible aussi que les chaleurs sèches de l'été, en dissipant la partie la plus subtile des humeurs, contribuassent à ces changemens. Ne pourroit-ce pas être une raison pour que ces humeurs fussent privées, dans l'automne, de cette fluidité, de cette mutabilité, qui, de commun accord, entretiennent ce parfait équilibre dont la santé dépend, et auquel il seroit peu raisonnable de refuser l'avantage, qu'ont les uns et les autres, de concourir à la perfection des sucs destinés à la suppuration ? Jamais plaie simple suppurée, d'une moindre étendue, n'a passé pour maladie : c'est un fait; elle ne peut être considérée ainsi que lorsque l'instrument a affecté des parties intéressantes, et que le blessé est dans un état de souffrance ou de foiblesse qui semble refuser à la nature la faculté de disposer utilement des moyens propres à sa guérison. C'est la ranger sous ses lois, et répéter que, entièrement soumise à sa puissance, cette guérison dépend absolument d'elle, et qu'à certains accidens près dont la plaie peut être susceptible relativement, nulle, dans son état de paisibilité, elle ne peut causer le moindre dérangement dans l'économie animale. En saisissant bien le sens de cette vérité irréfragable, il est évident que l'on doit toujours, dans la généralité des cas, s'occuper plus particulièrement du soin qu'exigent les dispositions intérieures morbifiques, que des plaies même, puisque leur guérison ne peut avoir lieu tant que ces dispositions vicieuses subsistent. En effet, les changemens qu'elles éprouvent dans la suppuration sont totalement subordonnés à la nature; c'est elle qui fait varier cette suppuration de tant de manières. Les remèdes à employer pour combattre la cause de ces changemens vicieux, sont confiés au savoir et à la sagesse des chirurgiens, et celui-là passe incontestablement pour le plus instruit, qui les connoît le mieux et sait les placer à propos.

Les chaleurs ardentes de l'été, par opposition aux froids glaçans de l'hiver et aux variations constantes de l'automne, ne sont pas moins redoutables dans la suppuration des plaies. Cette saison a la propriété particulière d'échauffer les humeurs, de les épuiser par les évacuations cutanées surabondantes qu'elle excite, d'affoiblir le corps, et de le dessécher.

Il est facile alors de se représenter la disposition dans laquelle doivent être les fluides préparans de la suppuration, et sous quelle forme celle-ci doit paroître. Peut-elle, après de pareils dépouillemens, se montrer avec le caractère doux et liant, si recherché dans la guérison des plaies, et sur lequel on fonde, non sans raison, l'espoir du terme prochain de la cicatrisation ?

L'atmosphère embrasée par le vent du midi a une influence plus désastreuse encore sur la suppuration. Bien différente de celle qui est échauffée par le vent du nord, elle réunit la chaleur à l'humidité. La fibre, naturellement plus relâchée, s'exténue et s'affoiblit à un point extrême; les fluides se développent, se dépravent, se dissolvent et se corrompent; les plaies suppurent excessivement, et cette suppuration dégénérée porte et répand par tout le germe de la putridité.

Les tempéramens humides, déjà appauvris par la maladie, résistent difficilement à cette dégénérescence; les constitutions pléthoriques, au contraire, chez les sujets dans la vigueur de l'âge, bravent tous les dangers dont elle paroît les ménacer.

Ayant sans cesse à lutter contre le dessèchement, l'inflammation, la suppuration abondante, les diverses espèces de gangrène humide, et contre une infinité d'autres accidens, le chirurgien doit être constamment en garde pour parer à ces événemens, toujours prêts à naître et à renaître.

Lorsqu'on a dit que l'air sec et brûlant de l'été produisoit sur la suppuration des effets semblables à ceux des froids les plus austères de l'hiver, on n'a rien avancé de trop; car, si celui-là dessèche et brûle, ceux-ci dessèchent et glacent. Ils ne diffèrent donc que par leur opposition de caractère. L'impression que feroit sur une plaie l'eau bouillante ou l'eau glacée, établiroit la différence quant à la cause seulement, mais ne changeroit rien aux effets.

Il est peu de chirurgiens qui n'aient observé que, pendant la durée d'une longue et forte sécheresse, les lèvres des plaies devenoient arides, dures, rouges, tuméfiées, et prêtes à céder à l'invasion de la gangrène sèche. Les règles de l'hygiène curative indiquent les moyens de corriger cette influence aërienne, et la chirurgie rationnelle prescrit en même temps d'appliquer sur les plaies des topiques analogues aux effets que l'on a droit d'attendre des premiers. On ne pouvoit rappeler ici les uns et les autres dans toute leur étendue, sans tomber dans des diffusions dont on a fortement à cœur de s'écarter.

On ne sauroit m'en vouloir si je n'ai pas réuni dans cette section une multitude d'objets qu'on ne pouvoit rassembler sans la grossir d'inutilités, puisque c'est ce que j'ai eu intention d'éviter.

La saison la plus favorable de toutes à la suppuration et à la guérison des plaies nouvelles et anciennes est, sans contredit, le printemps. La fraîcheur modérée du matin, que suit dans le jour une chaleur tempérée, amie de la nature, ne fait sur elle qu'une impression agréable; on sait qu'alors la pluie et les vents ne sont que passagers, et que, si le ciel s'obscurcit par fois, on a rarement à redouter la rigueur du combat des élémens entr'eux. Le soleil, en agrandissant journellement son cours, veut que son feu augmente successivement d'activité. C'est ce feu qui ébranle, meut et agite les fluides, en pénétrant les solides, dont il réveille l'action que les froids de l'hiver avoient engourdie: pareil effet a lieu sur les plantes. C'est aussi lui, ce feu, qui change, au renouvellement de la saison, la disposition naturelle des êtres de toute espèce, et qui les ranime par une correspondance secrète. Par tout, cette chaleur intestine, en se développant, se porte du centre, où elle sembloit en repos, à toute la circonférence. Elle communique d'abord une espèce de mouvement d'ondulation aux fluides; ceux-ci soulèvent peu à peu le tissu fibreux, l'amollissent, l'étendent, et le disposent de manière à y circuler avec aisance. Chez tous les animaux, et chez l'homme sur tout, la transpiration cutanée s'accroît de jour en jour; les urines plus abondantes dans l'hiver, deviennent successivement plus rares dans l'été, et le ventre, resserré par la chaleur concentrée, s'ouvre avec plus de liberté; les selles sont par conséquent plus molles et plus fréquentes.

De ce relâchement général résulte un changement manifeste dans la suppuration. Les fluides mieux élaborés se dépouillent de la crasse dont ils s'étoient chargés durant l'hiver; les chairs, de pâles qu'elles étoient, se parent d'un coloris qui annonce la victoire que la nature a remportée contre les obstacles que le froid avoit opposés à la pleine liberté de la circulation. Les bords de la plaie s'affaissent, et semblent s'inviter mutuellement à se réunir, pour travailler de concert à cette prétendue régénération des solides, que nous considérons comme le principe fondateur de la cicatrisation. Alors il ne reste rien autre à faire à l'homme de l'art, que de suivre, du plus près possible, la marche de la nature, pour être toujours à même de la servir selon son gré. C'est dans l'étude, le choix et l'application des moyens jugés convenables en diverses occasions, que consiste la vraie médecine. Ceux qui prétendent qu'elle est nulle, parce qu'elle n'est pas toujours active, sont inexcusables : ils sembleroient ignorer que son activité ne tient pas uniquement aux remèdes, et qu'elle dépend en grande partie de sa surveillance, dont le principal but, au contraire, est de les éviter.

Et quand on diroit que, malgré l'inconvenance des saisons relativement à certains tempéramens, il est des cas où différens états de l'air, opposés à la cure générale des plaies, peuvent cependant contribuer utilement à donner au pus une qualité louable, seroit-ce contredire aux principes généraux dont nous nous sommes prévalus ?

L'expérience et l'observation sont si conformes à cette possibilité, qu'elles prononcent unanimement en faveur de ce fait. On a eu occasion

occasion de remarquer plusieurs fois, que les froids de l'hiver avoient singulièrement hâté, dans des constitutions humides, la guérison de plaies fort anciennes, l'obstacle à leur terminaison dépendant visiblement de la laxité des fibres et de leur grande humidité. On en a conclu avec fondement, que l'influence de l'air froid sur la totalité de l'individu avoit relevé dans ces fibres cette force organique, constitutionnelle, dont elles étoient privées, et de laquelle la chaleur humide de l'été, les vents et les pluies de l'automne, les tenoient toujours éloignées. Les affections scorbutiques dont la plupart des blessés sont travaillés par suite d'un long séjour dans les hôpitaux, où les plaies souillées de ce vice sont toujours d'une cure lente et ingrate, présentent des faits convaincans à l'appui de cette vérité. Une température chaude et sèche, ou sèche et froide, est la seule qui convienne pour procurer un changement favorable aux humeurs dont les principes tendent à se désunir. C'est ainsi que les fluides, en recouvrant la consistance qu'ils ont perdue, fournissent insensiblement une louable humor-

m

ragie, qui jette et assure les fondemens de la cicatrice.

C'est encore que, par la règle des contraires, les temps humides disposent favorablement les plaies à la cicatrisation, dans les tempéramens bilieux et secs, où la fibre est aride, inflexible, presque immobile, quoique excessivement irritable, sur tout durant les fortes chaleurs de l'été. Aussi a-t-on vu, dans cette saison, des mutations subites de l'air, opérer, en remplaçant une atmosphère sèche et embrasée par une atmosphère humide et fraîche, des prodiges surprenans dans la guérison de plusieurs plaies, stationnaires depuis long-temps.

Mais cela ne contredit point ces impressions gangréneuses qui affectent sur-le-champ les plaies chez certains individus, immédiatement après des pluies d'orage, pour peu durables qu'elles soient, lorsqu'elles surviennent après une longue sécheresse; tout est relatif. Que ces bouleversemens spontanés dans l'atmosphère changent le caractère d'une plaie, il n'y a rien qui surprenne; l'idiosyncrasie du sujet, la disposition dans laquelle il se trouve à cette époque, le lieu qu'il habite, sa manière de vivre, et tant d'autres accessoires y concourent avec eux.

Nous n'aurions pas fini, et nous ne finirions peut-être pas encore de si tôt, si nous voulions rappeler toutes les causes qui peuvent altérer ou améliorer la suppuration, et les présenter chacune avec leurs indications respectives. Mais c'en est assez pour donner des notions générales sur la variété de la suppuration dans les plaies. Un autre objet non moins intéressant à combattre dans leur guérison, va nous occuper, celui de la gangrène.

Section dixième.

De la gangrène à la suite des plaies.

Il s'agit dans cette partie de lutter contre les préjugés qu'a enfantés la fausse crédulité. Ce sont les mêmes qui ont donné lieu aux erreurs que l'on a adoptées dans le nouveau système de l'inflammation. Il s'en faut bien que l'on se flatte de les détruire d'abord; c'est l'ouvrage du temps. C'est lui qui, à l'aide de l'observation, vue sans autre intérêt que celui de l'amour de la vérité, désillera les yeux sur la véracité des faits, que l'expérience raisonnée a confirmés depuis long-temps, mais auxquels on n'a pas jugé à propos de s'arrêter, quoiqu'ils dussent être regardés comme autant de sujets de conviction.

En parlant de ce surcroît de tension inflammatoire dans les plaies, nous n'avons pas entendu dire par là que cette tension étoit toujours excessive. Cet excès n'existe que lorsque les solides sont extrêmement tendus; d'où il suit que, tombant presque subitement dans une inertie absolue, ils perdent le sentiment avec la vie. On observe à cette époque, que la partie, de brûlante qu'elle étoit, se refroidit dans un court espace; que, l'extinction de la chaleur étant complette, la peau se rembrunit; qu'enfin la surface des chairs qui ont participé à l'inflammation, se ternit, et alors l'état dans lequel passe cette inflammation ardente, retient le nom de mortification.

On peut demander actuellement, ce me semble, aux fidèles échos de ces auteurs antiphilosophiques, de nous expliquer comment la suffocation du principe vital, dans la mortification, dépend plutôt de l'irritation ou du saisissement de la fibre nerveuse, que de l'extrême extensibilité de la fibre musculaire, ou de l'énorme dilatation des réseaux celluleux, ou de l'immense accumulation des fluides dans les vaisseaux, ou encore de la mordante perversité des humeurs déposées là où cette inflammation a établi son siége ? La réponse à cette proposition simple et précise, n'est pas une des moins embarrassantes pour ceux qui font consister uniquement la cause de l'inflammation dans l'irritation nerveuse. N'aimons-nous pas mieux croire, et n'y sommes-nous pas autorisés, par une foule de raisons péremptoires, que l'inflammation, ainsi que la gangrène qui lui succède, ont leur cause immédiate dans l'engorgement excessif des vaisseaux ? que c'est cet engorgement qui abolit leurs fonctions, en les tenant dilatés bien au-delà de leur force élastique, sans laquelle leur réaction ne peut avoir lieu ? S'il étoit vrai que l'irritation nerveuse pût entrer dans ce délit, ce ne pourroit être que par l'effet d'une correspondance fort éloignée, ou, ce qui revient au même, par une suite inséparable de l'état où se trouve alors la fibre musculaire avec laquelle ils sont étroitement liés. Si de la situation des parties molles, après de fortes contusions qui y suppriment la vitalité, vient aussi la mortification, la cause en est bien différente. Là, dans l'inflammation, ce sont les liqueurs épaissies, échauffées, brûlantes et desséchées, qui obstruent les tubes, de façon à ralentir et à suspendre même le cours des fluides vivifians ; et dans les fortes contusions ce sont les vaisseaux qui se refusent au transport des fluides, attendu que leur ressort est totalement détruit par la violence du choc qu'ils ont éprouvé.

On doit entrevoir déjà que les causes de la mortification, et de la gangrène qui en est toujours le résultat, peuvent être en grand nombre. La confusion que l'on a jetée autrefois sur les termes qui servent à distinguer clairement la plaie de l'ulcère, se reproduit dans ceux dont on s'est servi pour exprimer la gangrène et ses différences. En effet, il semble qu'on ait voulu la diviser indéfiniment ; on ne s'est pas aperçu qu'en la présentant sous diverses latitudes, on la défiguroit de manière à ne pouvoir la reconnoître réellement. Elle est la même par tout, la gangrène, à la distinction près de ses causes qui en font varier le caractère, sans rien changer directement à ses effets non plus qu'à ses progrès, car, qu'elle soit humide ou sèche, elle n'est pas moins gangrène (*).

(*) Pour éviter l'erreur, tout consiste à comparer les causes du mal, qui, de part et d'autre, sont en assez grand nombre, et dont les symptômes diffèrent essentiellement. Il est incontestable que tout engorgement excessif dans le système des veines rouges, est une occasion à la gangrène humide; de même que la vacuité du système artériel sanguin, etc., donne lieu à la gangrène sèche. Les inflammations considérables, et les chaleurs humides et brûlantes de l'été, sont par conséquent une cause de la première, ainsi que les compressions immodérées et instantanées, tandis que le froid excessif et les fortes extensions longuement soutenues déterminent la seconde. D'où l'on conçoit que la grande débilité des solides, et leur extrême rigidité, suffisent pour déterminer séparément ces deux genres de gangrène. Ces différences établies, chacune en particulier veut des moyens curatoires d'un ordre opposé. Le premier exige des résolutifs acéteux; et le second, au contraire, invoque les relâchans suppuratoires.

Des praticiens de réputation d'autrefois ont fait le plus grand éloge, dans la gangrène sèche, d'un mélange égal de cérat de Galien et d'onguent basilicum, dont ils recommandent de charger amplement les plumasseaux, qui, appliqués, doivent être recouverts d'emplâtre de stirax. Je crois volontiers que ce topique, dirigé sur la ligne de démarcation de la gangrène, est incapable de nuire; mais je doute qu'il produise tout le succès qu'on s'en promet, en le faisant servir à recouvrir tout ce qui est gangréné.

Jamais on n'a entendu autre chose par le terme de *mortification*, que le premier signal de cette affection. Si son intensité l'a fait désigner sous des expressions particulières, le caractère de la maladie n'a jamais cessé d'être le même; c'est toujours la gangrène, et ses effets sont invariables. Le mot *mortification*, dans le sens qu'on l'entend, se trouve borné à la prochaine disposition des parties à la pourriture, que l'on rend mieux par le terme générique de *gangrène*, puisque l'un et l'autre sont identiques, et que la mortification est la gangrène commençante. S'il étoit d'usage autrefois de désigner son accroissement sous divers termes, est-ce une raison pour croire que l'art y ait gagné ? De quelle utilité, en effet, peuvent être, pour les progrès de cet art, ces dénominations de sphacèle et de nécrose, dont on se servoit, et dont quelques-uns se servent encore, pour marquer les degrés de propagation de cette maladie ? Ces mots *sphacèle* et *nécrose* sont synonymes par tout. Ce dernier terme, il est vrai, étoit consacré particulièrement à désigner la gangrène d'une grande masse de chairs et des os même, sans que l'on sache bien pourquoi : distinction superflue ! D'anciens praticiens n'ont-ils pas prétendu que le terme *estiomène* rendoit mieux encore le caractère de la gangrène, parce qu'il exprimoit plus positivement sa propriété, qui consiste à ronger et à détruire ce qui l'environne, quand la pourriture est complette. Mais aujourd'hui cette expression paroît raisonnablement réservée de préférence aux dartres et à ces ulcères dévastateurs, tels que le cancereux, auxquels l'on donne plus convenablement l'épithète de rongeant, sous les noms d'*ulcera depascentia, edentia, corrodentia*, etc.

N'ayons donc pour ces dénominations d'usage que les égards qu'elles méritent ; appelons indistinctement du nom de gangrène, ces chairs noircies, froides et insensibles, qu'elles exhalent, ou non, une odeur putride, et chez lesquelles il est impossible de rappeler la couleur naturelle, de reproduire la chaleur native et le sentiment, quand une fois l'un et l'autre y sont éteints. Il faudroit, pour cela faire, pouvoir leur donner une nouvelle existence ; mais cette espèce de résurrection est infiniment au-dessus de la puissance de l'art. Ce qu'il y a de plus affligeant, est que cette mort partielle se communique rapidement aux parties voisines, et que cet art fait quelquefois de vains efforts pour les en préserver. Si, en pareil cas, la chirurgie topique est infructueuse, on a recours en dernière instance à la chirurgie opératoire, mais ce n'est jamais que lorsqu'il est question de mettre promptement un frein au ravage de la gangrène : assez communément, il est vrai, on est dispensé d'en venir à cet extrême. Les scarifications faites dans le vif, à la proximité de la ligne de démarcation indiquée par la pourriture, ainsi que l'application des remèdes excitans et fortifians sur toute l'étendue de la partie souffrante, produisent ordinairement d'heureux effets. On sait pour certain que les digestifs préparés avec la poudre de mirrhe, d'aloës et d'absinthe, dans l'intention de hâter la suppuration et d'accélérer la chute de l'escarre, nuisent plus qu'ils ne servent, attendu que ces poudres la dessèchent toujours davantage, et resserrent les vaisseaux qui doivent laisser échapper, entre elle et les parties saines, les fluides puriformes dont le propre est de concourir à sa séparation. C'est dans des vues aussi étroites que l'on faisoit usage autrefois des caustiques et du cautère actuel, avec injonction expresse de les appliquer sur les chairs mortes, afin de les dessécher et de les brûler. Bien convaincu que l'on doit être de l'insensibilité des parties mortes au contact des topiques de toute espèce, il est impossible de ne pas sentir la futilité de ces moyens, dont l'abus ne se borne pas toujours à l'inutilité. L'escarre n'est d'ailleurs susceptible d'aucune action, et elle interpose évidemment, entre les fibres vivantes et ces caustiques, une barrière insurmontable, en désignant les parties animées comme les seules sur lesquelles on doive porter ces topiques, c'est-à-dire, qu'il faut abandonner à elles-mêmes celles où la vie est absolument éteinte, n'ayant aucune communication avec les parties saines, et par conséquent ne pouvant avoir sur elles la moindre influence, en dépit de ces remèdes. Toute prétention, à cet égard, est donc déraisonnable, et toute espérance vaine.

Telle est la gangrène par meurtrissure : le choix des soins qu'elle demande, est à la disposition et à la sagacité des gens de l'art; si l'habitude dirige les uns, la raison conduit les autres. Il seroit bien à désirer que la seconde commandât à la première : mais alors il faudroit que la méthode eût triomphé de l'empirisme; ce que l'on ne peut pas encore espérer de si tôt.

Il est généralement avoué que tout ce qui presse ou comprime violemment une partie, pendant quelques instans seulement, suffit pour intercepter la marche des liqueurs qui doivent la pénétrer, de la même manière que si cette pression, quoique moins forte, eût été soutenue pendant un long temps. Tel est l'abus des appareils rendus trop compressifs. L'espèce de gangrène qui résulte de ces différentes pressions, est de la nature de celles qu'on appelle sèches. Le premier moyen que la chirurgie oppose à l'étendue de son envahissement, dans cet état de choses, est de se roidir contre l'affluence rapide des liqueurs dans des vaisseaux dont le calibre a été nécessairement rétréci et l'action organique affoiblie par la compression. Il est à croire alors que tout ce qui lui ouvriroit un accès trop libre, ou qui lui permettroit de s'introduire largement dans ses vaisseaux, donneroit infailliblement lieu à une gangrène humide, par excès de plénitude. La faculté réactive étant nulle par la suffocation subite du principe vital, on remplaceroit inévitablemement une gangrène par une autre, si l'on n'avoit la plus grande attention de lever le bandage sur-le-champ, avec circonspection et lenteur, et à lui en substituer immédiatement un simplement contentif; à mettre le membre dans une situation favorable au dégorgement, et à y rappeler la chaleur par degrés. Cette attention veut être secondée par une autre non moins intéressante dans la circonstance. Elle a pour objet de surveiller le malade avec soin, pour relever de nouveau ce bandage, dès qu'il témoignera qu'il le comprime encore trop; et ainsi de suite, jusqu'à ce que le membre soit rendu à son état de nature, et que le malade n'y éprouve plus qu'un léger sentiment de douleur. En abandonnant le membre à lui même et en y appliquant des topiques émollians, le second mal se réaliseroit, ou plutôt la gangrène se renouvelleroit on persévéreroit. Ces particularités ne sont rien moins qu'étrangères dans le cours de la chirurgie pratique. Il m'en coûteroit d'être obligé d'en rapporter de nombreux exemples. Outre qu'ils ne feroient pas honneur à l'homme de l'art, ils retraceroient les maux que les malades ont eu à supporter pour fait d'ignorance. Si l'expérience n'a pu s'expliquer encore formellement devant des praticiens qui n'ont pas assèz vécu pour suivre ses intéressantes leçons, la raison peut y suppléer, et elle leur en dit assez. L'observation qui suit est un tableau achevé des maux irrémédiables attachés à l'ingratitude du procédé que l'habitude, plus que la raisonnement et l'intelligence, fait servir en cas pareil.

Le citoyen Pierre Lab...., sergent à la 6.ᵉ compagnie de la 16.ᵉ demi-brigade d'infanterie légère, fut blessé, dans une rixe, d'un coup de sabre sur l'articulation du poignet, avec la main gauche. La plaie comprenoit l'artère palmaire qui fut ouverte transversalement. Le premier appareil employé par le chirurgien comprimoit moins l'ouverture de l'artère que l'avant-bras ; aussi l'hémorragie ne tarda-t-elle pas à se renouveler. Cet appareil fut relevé par un second chirurgien, qui, sans considération pour l'état de souffrance du membre blessé et les réclamations du malade, insista, de nouveau, sur la fermeté de la compression ; aussi l'avant-bras fut-il frappé de gangrène, l'instant d'après. Il est de fait, cependant, que s'il avoit eu l'attention de modérer la compression, il auroit infailliblement évité cet accident, qui devint mortel par l'impétuosité avec laquelle ce mal s'étendit, sans qu'il fût possible d'en ralentir le cours. Le citoyen Brille, chirurgien de troisième classe, dont la perspicacité contribue beaucoup à l'accroissement des connoissances, et aux soins duquel ce blessé étoit particulièrement confié, vit d'abord la cause du mal, et en pronostiqua les suites.

Les piqûres déchirantes des tissus membraneux, les lacérations des aponévroses, le déchirement ou la section imparfaite des muscles, des tendons et des nerfs, peuvent également donner lieu à cette espèce de gangrène; il n'est pas même extrêmement rare de la voir survenir après la saignée du bras, etc., lorsqu'avec la pointe ou le tranchant émoussé de la lancette, on a déchiré l'aponévrose, ou que l'on a endommagé durement la gaine du tendon.

Les plaies profondes et transversales, quelle que soit la cause qui les ait occasionées, où ces parties, aussi délicates que sensibles, ont été compromises, n'en sont pas moins susceptibles. Cette gangrène est inséparable de l'étranglement inflammatoire, pour peu qu'il soit durable. Les taillades et les amples incisions, faites sans ménagement, à dessein de donner à certaines de ces plaies une étendue souvent plus que suffisante pour en extraire les corps étrangers, ouvrent une source aux mêmes accidens. Quelquefois aussi ils succèdent à l'ouverture de ces immenses dépôts purulens, placés sous des aponévroses, quand, dans la vue de ne laisser au pus aucun réduit, on pousse l'étendue de cette ouverture au-delà des bornes prescrites par la cavité, et l'étendue du réservoir qu'il occupoit. Les angles de cette plaie artificielle portant sur des chairs qui, quoiqu'elles eussent souffert du voisinage du dépôt, n'en sont pas moins saines, s'enflamment

ment par fois prodigieusement. Le tissu de l'aponévrose n'étant du tout point disposé à céder à une tension extrême, les vaisseaux qui la parcourent sont étranglés, et alors la marche des fluides reste suspendue.

Cette vérité étant admise comme chose de fait, il est impossible de ne pas sentir l'importance de ménager les tissus membraneux, dans les scarifications et taillades que les circonstances commandent; dirigées avec art, méthode et sagesse, elles préviennent le mal que l'on attireroit indubitablement en oubliant ces utiles précautions.

Un accessoire à cette vérité, accessoire qu'il n'est point indifférent de rappeler à l'attention des nouveaux praticiens, est de faire choix des instrumens que l'on fait servir à ces opérations. Il est très-essentiel d'observer que leur tranchant soit bien affilé, car, sinon, les déchiremens qui résulteroient nécessairement de son inégalité, seroient une occasion à l'étranglement inflammatoire. Cette réflexion n'est pas mise sous les yeux gratuitement; on a pu, sans le savoir et faute de prévoyance, contribuer à des maux consécutifs qu'on se proposoit bien sincèrement de prévenir par ces dilatations sanglantes.

Il est à regretter que l'on ne soit point encore généralement d'accord sur le mode de dilater les tissus membraneux. Paré veut que, dans tous les cas, et principalement dans les plaies d'armes à feu, on incise les membranes circulairement, et en travers, comme si on les dentèloit. Il croit ce mode préférable à celui de les dilater dans leur longueur, lorsqu'il s'agit de faire cesser l'étranglement causé par la tuméfaction des muscles que recouvrent ces tissus. Cette méthode a eu beaucoup de contradicteurs, et a d'abord été rejetée. Ceux qui l'ont adoptée, et c'est le plus petit nombre, ont écrit d'après lui, qu'ils avoient à s'en louer; aussi l'ont-ils recommandée avec intérêt. Les raisons que l'on a opposées à ce mode de dilatations, portent que ces découpures transversales forment autant de points d'étranglement, qui doivent multiplier les causes de la douleur et accroître l'inflammation, à laquelle ne peuvent manquer de succéder les accidens qui mènent invariablement à la gangrène.

Ils se fondent sur ce que les fibres plates,

extrêmement sensibles (dans l'état de maladie), dont ces tissus sont composés, étant à demi coupées, éprouvent des tiraillemens en tous sens, par les efforts qu'elles font pour résister à la puissance qui les sollicite à s'étendre, afin de céder à la volonté des muscles tuméfiés. Pénétrés de ce principe, ils soutiennent qu'une cause de douleur aussi évidente est diamétralement contraire au soulagement que l'on en espère. Ce raisonnement, appuyé sur des observations anatomiques qui nous représentent en effet ces membranes sous la forme d'une texture entrelacée, nous persuaderoit en quelque sorte, si l'expérience ne prouvoit pas le contraire. On a pu s'abuser quelquefois en croyant qu'elle trompoit; mais c'est sans doute parce que l'on n'observoit point assez, pour remplir utilement ces vues pratiques, qu'il falloit donner à ces incisions toute la latitude nécessaire, afin que les muscles souffrans pussent se gonfler à leur aise.

La circonstance nous fait un devoir de demander si, au moyen d'un bandage modérément serré, on ne pourroit pas prévenir ce prodigieux gonflement, soit qu'il dépendît de l'irritation, soit qu'il eût pour cause la contractilité musculeuse, soit qu'il vînt d'une surabondance de fluides retenus? Cela a paru très-possible, car il est une foule d'occasions où la manière de bander un peu étroitement une partie douloureuse, pour cause de gonflement des muscles, toute plaie exceptée d'ailleurs, a eu les plus heureux succès. Mais il s'agit encore de savoir si, en admettant une blessure large et profonde, il y auroit de l'inconvénient à rassembler, à contenir et à soutenir les parties charnues qui composent le membre blessé, par un bandage serré avec discrétion? Non, sans doute : nombre de faits parlent en faveur de ces sages précautions, et elles ont communément des effets admirables quand on sait saisir l'instant de placer ce bandage, dont l'application sous différentes formes ne peut être différée sans encourir les risques de voir les accidens s'aggraver.

A supposer que la gangrène humide qui survient aux plaies fût la suite de la situation maladive des solides, nous aurions à peu près réuni les causes qui peuvent y donner lieu; mais il en est tant d'autres encore qui ont des sources secrettes dans les fluides, et leurs effets sont si prompts et si rapides, qu'on ne peut ni les prévenir ni les dompter.

Qu'on ne croie pas que dans les hôpitaux ces causes ressortent exclusivement de l'impureté et de la dépravation de l'air, non plus que du vice dont on peut, sans erreur, suspecter les alimens; sans doute que les unes et les autres y contribuent puissamment, mais il ne faut pas se dissimuler qu'en pareille occurrence les humeurs sont toujours souillées d'impureté.

Il en est certainement chez qui le germe de cette gangrène est concentré dans les humeurs, avec lesquelles il circule paisiblement jusqu'à ce qu'il trouve l'occasion de se développer. J'ai rapporté des témoignages confirmatifs de cette assertion, en parlant de l'importance et de l'utilité des évacuans dans la cure des plaies récentes.

J'ai fait remarquer d'ailleurs, que cette gangrène, celle des hôpitaux, n'attaquoit pas tous les blessés indistinctement. L'observation dit que ceux qui sont affectés de plaies anciennes, ou d'ulcères, y sont plus exposés, et qu'elle épargne assez ordinairement les adultes d'un tempérament robuste, tandis qu'elle frappe volontiers les sujets avancés en âge, d'une frêle et humide constitution. Il faut convenir, au reste, que cette gangrène a plutôt l'air d'une flétrissure que d'une pourriture, et on la combat toujours avantageusement en renouvelant l'air ambiant, en y dispersant des vapeurs aromatiques, qui le corrigent sans l'embarrasser ni l'épaissir ; en faisant faire usage aux malades de boissons acéteuses et vineuses; en les nourrissant d'alimens incrassans et un peu aromatisés, et en usant de topiques actifs. Il n'est peut-être pas de circonstances où l'influence d'un air dégagé de tous principes grossiers d'impureté, soit plus sensiblement avantageuse que dans la gangrène scorbutique, et dans les ulcérations suite de cette affection. Cela est tellement vrai, que le principal remède à lui opposer avec efficacité est le déplacement et le transport des personnes frappées de cette maladie dans une atmosphère pure. On pourroit même dire, à l'avantage de ce moyen, que les remèdes dont l'art fait journellement l'éloge en cas semblable lui doivent leur succès, et que, sans lui, ils n'auroient le plus souvent que des effets lents et incertains.

Saviard, chirurgien distingué à Paris, où il occupoit la place qu'on n'a jamais accordée qu'au mérite bien reconnu (il étoit alors chirurgien en chef de l'hôtel-Dieu), dit qu'on transportoit utilement les scorbutiques de cet hôpital à celui de S. Louis, *afin de leur faire respirer un meilleur air, de l'influence duquel plusieurs guérissoient de profondes gangrènes.* Il y a des preuves des heureux résultats de cette influence dans de moindres déplacemens. J'ai vu la transition de plus d'un scorbutique gangréné d'une salle basse dans une salle haute, suffire pour améliorer sous peu de jours leur état, en mettant un terme à la gangrène et en accélérant leur guérison.

Si les habitations froides et humides la créent dans un tempérament phlegmatique, un sol sec et chaud la détruit. Ainsi que Saviard, j'ai eu occasion d'observer que le transport des scorbutiques tachés de gangrène, de l'hôpital militaire de Strasbourg dans celui de Haguenau, les rendoit à la vie, sans que l'on fût obligé de leur administrer d'autres remèdes qu'un régime végétal et incrassant, avec le concours du vin rouge distribué en quantité suffisante. L'histoire ancienne et moderne de la médecine ne nous répète-t-elle pas, en mille endroits différens, qu'en transférant des scorbutiques couverts d'ulcères gangréneux du fond de cale des vaisseaux sur le pont, ou en les mettant à terre, ce changement de localité avoit suffi pour obtenir des guérisons surprenantes ?

Mais ce n'est pas toujours que le régime végétal incrassant dispense des remèdes dont l'expérience pratique a constaté depuis long-temps l'efficacité. Dans le nombre de ces remèdes qu'elle a adoptés il ne faut pas confondre ceux que l'usage a introduits. C'est lui, et non l'expérience, qui, par exemple, a fait distinguer le cresson aquatique, duquel plusieurs personnes de l'art font encore le plus grand cas aujourd'hui, dans les affections scorbutiques, gangréneuses sur tout ; elles paroissent même y mettre tant de confiance qu'elles regardent cette plante comme un spécifique, de façon que celui qui négligeroit d'en prescrire le suc, ou de la faire entrer dans les boissons ou apozèmes qu'on emploie contre cette maladie, seroit répréhensible à leurs yeux.

Eh bien ! tout ce merveilleux, cependant, a disparu devant les médecins qui l'ont administré de bonne foi, sous ce spécieux prétexte. Ils attestent, et je partage bien avec eux cette attestation, que le cresson d'eau a usurpé la confiance des praticiens qui l'ont employé jusqu'ici dans l'intention de combattre efficacement la maladie scorbutique et ses tristes effets. Ne disons rien des faits que nous avons recueillis contrairement à cette prétendue spécificité; laissons parler le savant observateur que nous venons de citer, et écoutons-le. Sa naïveté préviendroit en sa faveur, quand même il n'annonceroit pas une vérité avec intention de désabuser les crédules. ,, Les administra-
,, teurs de l'hôtel-Dieu de Paris (c'est lui qui
,, parle), à qui l'on avoit fait entendre que
,, le cresson aquatique étoit un spécifique
,, contre le scorbut, firent rechercher aux
,, environs de cette ville tout le cresson de
,, fontaine, pour en faire user aux malades,

„ par cela, sous différentes formes. Mais il fut „ reconnu que son usage leur étoit perni- „ cieux, etc. " Combien de vérités semblables pourroit-on placer à côté de celle-là, si l'on étoit moins prévenu en faveur de cette plante! Voudroit-on nous persuader qu'elle a plus de mérite dans la gangrène scorbutique que dans le simple scorbut? N'en croyons rien.

Une longue suite de faits a démontré que le plus salutaire des remèdes, dans cette espèce de gangrène, étoit le kina uni à la thériaque, et on devine aisément pourquoi. Au reste, ce remède ne dispense point de l'usage des boissons incrassantes, coupées avec parties égales d'infusion de cette écorce.

Quel que soit l'avantage que l'on puisse retirer de ce régime et de ces remèdes, souvent encore ils sont insuffisans : la gangrène ne leur cède pas toujours, et elle feroit même de bruyans progrès, si l'on n'avoit soin en même temps de lui opposer un frein, en portant sur les plaies ou les ulcères gangréneux des topiques qui la contraignissent à rester dans ses limites, et qui la forçassent ensuite à quitter prise.

Les lotions antiseptiques, qui paroissent exclusivement réservées aux ulcérations gangréneuses des gencives, ne sont pas moins utiles contre la gangrène qui affecte les plaies ou les ulcères des autres parties. Il en est une d'entre elles dont je dois faire l'éloge, ne fût-ce qu'en reconnoissance des services qu'elle m'a rendus dans une multitude d'occasions. Sa préparation est simple : elle consiste dans l'alun cru, le camphre et le sucre candi, dissouts dans l'eau de vie. Souvent aussi j'ai obtenu, en pareille circonstance, de grands succès de la dissolution de gomme ammoniaque dans le vinaigre camphré, et de celle du stirax liquide dans l'esprit de vin, desquels j'imbibois les plumasseaux qui devoient recouvrir la plaie gangrénée, sans négliger d'en épancher sur la totalité du membre malade, et de l'étendre au moyen d'une douce friction manuelle.

N'ayant d'autre intention à remplir que celle de presser la chute de l'escarre, cela fait, ces topiques ne peuvent plus être les mêmes; aussi leur en substitue-t-on d'autres infiniment plus doux, dont les pharmacopées surabondent, et desquels je me crois, par cela seul, dispensé d'indiquer la composition.

Mais que l'on ne nous dise donc plus, d'après le tableau de ces vastes désastres gangréneux, causés par l'altération putride des fluides, que l'on ne doit jamais redouter leur dépravation; que rien n'est plus usé que ces épithètes d'acrimonieuses, de muriatiques et de septiques, dont on les accole au gré de la volonté et des caprices, pour désigner le prétendu caractère de leur perversité, etc. Des assertions aussi menteuses sont-elles faites pour lutter contre une foule d'observations qui en détruisent jusqu'à la vraisemblance?

J'aurois pu aisément multiplier les exemples de ces dépravations, mais il auroit fallu que j'entrasse dans des détails qui ont infiniment plus de rapports aux ulcères qu'aux plaies, et c'est ce que je me suis principalement proposé d'éviter.

On pourroit me reprocher de n'avoir pas donné à la généralité des plaies toute l'extension qu'elles permettent; mais j'ai pensé qu'il suffisoit de m'attacher plus spécialement à quelques points intéressans, et de les exposer, aussi brièvement que possible, aux yeux des jeunes praticiens, habitués à ne les voir qu'avec indifférence. Les principaux accidens dont elles sont susceptibles doivent donc, à cet égard, fixer seuls mon attention. Il est vrai que celles des différens ventres en offrent de particuliers; mais je ne pouvois en parler qu'en jetant de la confusion dans la généralité. Un mot sur chacune d'elles en dira assez, sans doute, pour rappeler ceux à qui je parle aux considérations qu'elles méritent.

Section onzième.

Des plaies de la tête en général.

Quoique les plaies de tête eussent déjà grandement occupé la chirurgie, depuis l'aurore de sa naissance, et que les praticiens des siècles les plus reculés jusqu'à celui-ci se fussent plus à recueillir tout ce que l'observation et l'expérience ont pu leur découvrir de plus intéressant en ce genre, la guérison de ces plaies est encore fort incertaine, tant elles présentent de différences entre elles. C'est encore aujourd'hui que ceux qui ont appris, aux dépens de leurs soins et de la satisfaction qu'ils s'en promettoient, à prononcer plus habilement que d'autres sur des événemens futurs qui étonnent souvent le chirurgien le plus consommé, sont embarrassés sur le jugement qu'ils ont à en porter. Ils ne nous apprennent tous qu'à nous défier du sort des malades, quelque simples que paroissent les blessures qui affectent cette capacité.

La figure de ces plaies ne nous instruit point sur la nature des symptômes à craindre. On n'en juge que d'après leur complication, parce que la fracture des os, et leur fracas même, n'ont par fois rien de commun, directement, avec la situation dans laquelle se trouve le cerveau après le coup reçu. Aussi a-t-on souvent été trompé avantageusement, comme on a été déçu de ses espérances, dans la guérison de ces plaies les plus simples. En effet, qu'elles soient droites ou obliques, transversales, triangulaires ou rondes, profondes ou superficielles, peu importe, les accidens ne s'attachent point à la forme.

Mais malgré cela, cependant, on ne peut guères se dissimuler qu'il est certains cas dignes de beaucoup d'égards. Ils ont rapport à la partie du crâne frappée, à l'espèce d'instrument qui a fait la plaie, à la direction et à la force avec laquelle il a été lancé, toutes choses égales d'ailleurs. Il est vrai que, ces considérations particulières exceptées, on ne doit voir qu'une plaie simple : mais, toute simple que l'on puisse la voir ou la supposer, si, par quelque cause que ce soit, la nature est contrariée dans sa réunion, elle passe infailliblement à l'inflammation ; et ce premier accident est le sommaire de tous les autres. Rien n'empêche, sans doute, que cette inflammation ne se communique aux muscles qui recouvrent immédiatement le crâne, ou à ce tissu aponévrotique qui en est la terminaison et qui se confond de part et d'autre. L'intimité de cette membrane avec le péricrâne, au moyen d'un réseau cellulaire très-serré, lui fournit occasion à se prolonger jusqu'à lui. Il est impossible, dès-lors, que l'inflammation de ce périoste, dont le rapport avec la dure-mère est visiblement démontré, n'influe sur la portion d'os qu'il revêt; et que cet os, qui ne tient son existence vitale que de la conjugaison réciproque de ces deux tissus avec ses vaisseaux propres, ne soit altéré. Cette communication étant alors interceptée, la substance de l'os doit nécessairement souffrir de la privation des sucs qui y entretiennent la vie. Bientôt aussi la dure-mère se flétrit, elle se dessèche ou s'épaissit, et se sépare de l'os. Cette membrane étant affectée de l'une ou de l'autre manière, on conçoit que celles qui recouvrent immédiatement la substance cérébrale et la pénètrent, doivent inévitablement faire éprouver des révolutions funestes aux malades, s'il pouvoit se faire que les choses en vinssent à ce point avant qu'ils eussent succombé à la progression du mal. Cet enchaînement de rapports prouve, jusqu'à l'évidence, que la plaie la plus simple est susceptible de produire des accidens du danger le plus imminent.

La plus légère contusion sur le crâne peut produire les mêmes effets que la plaie simple. C'est ainsi que l'on a vu la chute, de quatre pieds de haut, d'un cierge du poids d'une once à-peu-près, sur la tête nue du chanoine Boudret, tandis qu'il vaquoit à ses fonctions ecclésiastiques,

ecclésiastiques, à l'église métropolitaine de Besançon, être la cause de sa mort, par un pareil concours d'événemens qui se sont succédés. Il est dit dans l'histoire de cette maladie, que les accidens furent lents et légers lors de leur apparition, mais constans; qu'ils s'accrurent ensuite sensiblement, et devinrent effrayans. Alors les secours utiles que l'on avoit à attendre des moyens de les faire cesser, n'étoient plus admissibles, attendu que le mal étoit loin d'inspirer dans son principe une attention assez sérieuse, la cause n'en étant pas connue. Le récit de ce fait singulier, arrivé de mes jours, est consigné dans les fastes de la chirurgie, avec tous les détails qu'il comporte, pour l'agrandissement des connoissances de cet art.

Si de simples contusions, ou des plaies superficielles qui n'intéressent que les tégumens, ont pu donner lieu à une fin aussi triste, doit-ce être une raison pour rejeter sur toute espèce de lésion de la tête, avec ou sans perte de substance de l'os, les accidens qui ne dépendent que de l'indiscrétion du malade dans le régime; accidens qui sont les mêmes à-peu-près? et combien d'exemples n'en avons-nous pas ! Cependant, ils doivent être soigneusement distingués de ceux qui ont un rapport immédiat à la plaie. S'il étoit possible qu'ils pussent jamais en imposer par leur similitude, leur développement et leur marche sont bien différens. Ici, ce développement est subit, et la marche accélérée; là, les symptômes se laissent pressentir, et s'acheminent avec une lenteur qui répond à cette sourde progression inflammatoire, cause générale de tous les maux. Ici, la gangrène s'affiche d'abord sur les lèvres affaissées de la plaie; et là, ces lèvres, au contraire, sont tuméfiées, dures, douloureuses et enflammées.

L'observation suivante ne servira pas peu à signaler les symptômes qui distinguent le premier cas du second. Il contribuera également à faire connoître combien on doit être circonspect dans le jugement à porter en pareille circonstance. Cette observation est toute récente; voici le fait.

Le citoyen Mar ***, pontonnier, jeune et d'une constitution bilieuse, fut blessé, étant ivre, le 7 Frimaire dernier, d'un coup de sabre sur la partie supérieure et latérale gauche du coronal. Ce coup, porté obliquement, traçoit une ligne sémi-lunaire. La portion d'os qui avoit souffert de la force du choc adhéroit encore assez à l'aponévrose et aux tégumens qui y sont liés, pour laisser au chirurgien de garde l'espoir de voir cette plaie se réunir. Aussi remit-il en place la portion d'os, qu'il tint assujettie au moyen d'un bandage convenable. Les dispositions dans lesquelles ce blessé entra à l'hôpital, en disent assez, sans doute : il s'agissoit d'en prévenir les suites; aussi fut-il évacué sur-le-champ, et réduit à une diète très-austère, pendant laquelle on ne cessoit d'entretenir la liberté du ventre.

Le quatre et le cinq de sa blessure furent du plus heureux présage; le sept, la plaie sembloit être déjà totalement réunie, et à peine les bords en étoient-ils encore humides. Déjà ce blessé ne souffroit plus; il dormoit et s'éveilloit sans éprouver la moindre inquiétude nulle part; il jouissoit, enfin, de toutes les facultés animales et intellectuelles, répondant sainement aux diverses questions qu'on lui faisoit.

Il en étoit là, lorsque le régime étroit auquel il devoit être assujetti, lui devint importun.

Rejetant ce moyen comme superflu au-delà du terme de ses souffrances, il se livra à son appétit, et cette indiscrétion lui coûta la vie. Peu d'heures après, le pouls fut plein, dur, et les pulsations fréquentes ; la face devint rouge, la tête lourde et prodigieusement douloureuse; la plaie, qui avoit toujours répondu à la tranquillité dont il avoit joui jusqu'à cette époque, s'enflamma et se desséca; ses lèvres se tuméfièrent avec chaleur, puis elles pâlirent, et on n'en voyoit plus suinter qu'une sérosité maléolente. Ces accidens ne firent que s'accroître, et il mourut le neuvième jour, dans un délire et une agitation dont il y a peu d'exemples.

L'ouverture du crâne confirma l'opinion qu'on avoit conçue de la vraie cause de ces symptômes et de leur promptitude. Les vaisseaux qui rampent sur la dure-mère étoient remplis d'un sang noir et presque dissout. Cette membrane étoit tachée de pus, tandis que déjà la mortification embrassoit toute l'étendue de la plaie. Mais il est à remarquer que, malgré ce désordre extérieur, la substance du cerveau étoit dans une parfaite intégrité.

Quand Fernel a dit que l'intempérance étoit la source de toutes les maladies, *una gula mater est omnium morborum*, il n'en a entendu parler que comme de la cause la plus ordinaire du dérangement de la santé. Quoi qu'en dise Rousseau, il n'est pas allé au-delà de Fernel. Si, selon ce philosophe, la tempérance et le travail sont les seuls vrais médecins de l'homme, il n'a pu l'entendre non plus que dans le sens prophilactique. Mais c'est un avis aux gens de l'art pour tirer un parti utile du régime dans l'état de maladie, et c'est ce qu'ils font, car il n'y a point de circonstances qui n'exigent d'eux de se conformer étroitement à ces préceptes anciens et irréfragables.

Jamais la cause de ces changemens subits dans la situation des blessés, ne sera un problème pour les chirurgiens dont le savoir est fondé sur l'expérience; une masse de faits leur a appris à en distinguer la véritable source. Il n'en est pas de même de ceux qui se conforment à la pratique; malgré la fréquence de ces faits, ils hésitent souvent sur le parti à prendre, quoique la cause du mal fût toujours la même. Ils ne sentent pas assez, qu'en circonstance pareille le moment est pressant, et que toute lenteur dans la détermination peut être funeste. Ce seroit certainement à tort qu'on rejetteroit uniquement ces accidens sur la constitution vicieuse de l'air, sur la suite inséparable du caractère de la plaie, sur son siége et sa prétendue complication. L'un n'y a souvent pas plus de part que l'autre.

S'il est des erreurs que l'on puisse éviter, celle de confondre les accidens attachés à l'intempérance avec ceux qui ont un rapport immédiat à la plaie, n'est pas la seule. Les blessures qui intéressent les os du crâne ont fourni occasion à de fortes méprises, qui ont tourné au préjudice des malades. On se persuade difficilement que ces os puissent être entamés sans fracture, de manière que *plaie* et *fracture* sont encore synonymes pour la plupart. Il suit de cette erreur, que les accidens affectés à la première retombent sur la seconde, qui le plus souvent n'existe pas; et que ceux de l'une, improprement confondus avec ceux de l'autre, sans égard pour la commotion, décident en faveur du trépan, comme souverain et unique remède, dans l'intime persuasion que la contusion et la commotion du cerveau ont tout à attendre de l'ouverture du crâne. Cette erreur, née de la confusion, n'a-t-elle pas aussi son ridicule ? Encore sont-ils heureux, ceux de ces blessés qui, avant que d'être soumis à l'opération, reçoivent les premiers secours de l'art par l'entremise des saignées et des évacuans. On doit à ces moyens généraux bien dirigés les événemens flatteurs qui préparent la guérison (*).

Combien cette dernière guerre ne nous a-t-elle pas mis de fois sous les yeux des plaies de tête où les os du crâne étoient emportés avec éclat ou en partie, quoique sans fracture, à la suite de coups portés par armes blanches; plaies dont la cure n'a jamais éprouvé aucun accident ? Je ne me permettrai d'en rapporter que deux exemples, parce qu'il en faut; et je les prendrai dans le nombre de ces plaies les plus considérables.

(*) Je désirerois bien avoir été mieux compris lorsque j'ai signalé l'importance de ces remèdes dans la cure des plaies nouvelles; mais il n'a pas dépendu de moi. J'ai cru m'être assez bien expliqué pour me faire entendre, et je me suis trompé, car on fait aujourd'hui une règle générale de ce que j'ai mis en exception.

Un Autrichien dont le nom ne m'est point resté, reçut le 3 Floréal dernier, au second passage du Rhin, un coup de sabre sur la partie latérale droite de la tête. Ce coup, appuyé par le bras vigoureux d'un robuste républicain, lui enleva une portion du pariétal de l'étendue de plus de quatre pouces. Le cerveau restoit découvert sans être offensé. Cette large portion d'os tenoit encore foiblement aux parties molles, lorsqu'il fut transporté à l'hôpital, où on la détacha. Tous les soins de la chirurgie furent bornés aux plus simples pansemens. La plaie étoit déjà presque totalement cicatrisée à l'époque où il fut évacué sur le grand hôpital, duquel il sortit guéri, au bout d'un mois, pour être échangé. Il est dit dans le récit qui m'a été fait des suites de cette énorme blessure, que le malade ne s'étoit jamais plaint que de la petite quantité d'alimens qu'on lui distribuoit; et je m'en suis aperçu.

L'observation qui suit, présente le même fait, quoique dans un sens différent. C'est le sergent de la 7.e compagnie du 3.e bataillon de la 109.e demi-brigade, qui en est le sujet.

Le citoyen Lemaire, qui avoit déjà donné, en plusieurs rencontres, des preuves de sa valeur, fut assailli, sur la rive droite du Rhin, lors aussi du second passage de ce fleuve, par quatre cavaliers ennemis qui l'investirent. Sa défense fut digne de lui : il en mit deux hors de combat, et échappa aux deux autres; mais il ne put éviter plusieurs coups de sabre sur la tête, dont l'un étoit dirigé sur la partie moyenne et supérieure du coronal. Là, cet os étoit entamé profondément, mais sans fracture.

Bien différent du pontonnier dont nous avons parlé il n'y a qu'un instant, il soutint exemplairement l'abstinence que la nature de sa plaie exigeoit : les accidens furent légers, et la guérison fut lente. C'est moins aussi une exfoliation qui la retarda, que le départ d'une large portion d'os, prise dans la totalité de son épaisseur. Elle avoit supporté la force du coup, et ne s'étoit point rompue. Il est par conséquent naturel de croire que le vide qu'elle laissa devoit être-long à se remplir; et c'est ce qui est arrivé.

Jamais, au reste, dans les hôpitaux, ces réparations ne sont hâtives; la nature y est exposée à trop de contrariétés différentes. Aussi plusieurs fois la cicatrice a-t-elle été détruite par une mortification dont on ne pouvoit attribuer la cause qu'à la dépravation de l'air, qu'entretenoit alors un grand nombre de blessés, dont les plaies rejetoient journellement quantité de matière putrescente. La crainte d'un nouveau retour de cet accident affligeoit beaucoup le malade ; ce qui me détermina à lui accorder sa sortie, quoiqu'il restât encore une plaie de la largeur de trois ou quatre lignes.

Il n'y a pas de doute que, si l'inflammation eût été considérable dans le principe, et qu'elle se fût étendue, il n'eût éprouvé des maux qui en sont inséparables, et que peut-être il n'y eût pas survécu. Mais point du tout ; elle se borna foiblement à la circonférence de la plaie, qui suppura, du quatre au cinq, assez abondamment. D'ailleurs la surface extérieure de l'os, fortement contuse, avoit cessé tout commerce avec les vaisseaux du péricrâne ; raison pour que ces accidens fussent à peine sensibles.

Il faut espérer, d'après ces faits, qu'on pourra croire désormais à la possibilité des plaies des os du crâne, sans complication de fracture, et que par la suite l'on n'abusera plus du trépan, sous prétexte d'un moyen indispensable dans les plaies de ces os, ainsi que dans leurs fractures.

Section douzième.
Réflexions pratiques sur les plaies de poitrine.

Indépendamment des accidens ordinaires aux plaies de poitrine, il en est de particuliers qui dépendent, ensemble, de la structure de cette capacité, de la nature des organes qu'elle renferme, de leurs fonctions, et de leur correspondance avec les autres cavités, qui contiennent, comme elles, des viscères également essentiels à la vie.

Envain a-t-on voulu contester que, la poitrine étant ouverte, l'air extérieur ne pouvoit s'y introduire à chaque inspiration nouvelle ; mais la sortie manifeste de l'air par la plaie, dans l'expiration, a dû convaincre qu'il devoit y entrer toutes les fois que cette capacité s'élevoit. Ce fait ne pouvant être revoqué en doute, on ne peut s'empêcher d'attribuer à cet élément, quelque pur qu'on le suppose, les inconvéniens qui doivent nécessairement résulter de l'impression de son contact sur les poumons lésés. Cette impression est d'autant plus prompte que la blessure de ces organes est toujours parallèle à la plaie extérieure. Quelque évidente que soit cette vérité, elle a trouvé quelques contradicteurs ; mais ils n'ont pas fait fortune. On remarque au reste qu'il est peu de ces écrivains qui soient sortis de l'enceinte que les originaux leur ont tracée ; aussi est-ce le petit nombre qui a bien saisi la cause immédiate de ces accidens primitifs et secondaires : tous paroissent ne s'occuper que de la plaie ; tous parlent des égards particuliers qu'on lui doit, sur tout lorsqu'elle intéresse les poumons, et que le sang s'épanche dans la cavité de la poitrine ; et tous, à quelques uns près, recommandent les injections comme moyen utile dans la circonstance ; ils les regardent même comme indispensables pour délayer le sang amassé et l'entraîner au dehors. Mais d'autres ont cru voir que ces injections étoient plus préjudiciables que salutaires; ils ont prétendu qu'elles ne faisoient qu'ajouter à la masse du fluide contenu entre les poumons et les côtes; ce qui supposeroit un vide qui, selon eux, n'existe pas, dans l'état sain, d'après les lois de l'architecture humaine. Ce n'est pas qu'en effet le sang épanché ne trouve place entre les poumons et les parois de cette cavité. On sait même que c'est à cet épanchement, quelque léger qu'il soit, qu'on est redevable de ces anxiétés, de cette respiration pénible, et de cette oppression qu'éprouvent constamment les malades dans les différentes positions qu'ils tiennent; affection qui nous éclaire sur le siége de la maladie, lorsqu'ils ne supportent pas d'être couchés indifféremment de l'un et de l'autre côté; et puisqu'il est incontestable que le sang peut être retenu dans la cavité de la poitrine, au préjudice de la faculté de respirer, où peuvent donc être les inconvéniens d'en solliciter l'évacuation par un liquide injecté en observant, à cet égard, tout ce que l'art, la circonspection, l'adresse et le génie peuvent suggérer?

On est étonné de lire que *Ledran* se soit

opposé aux injections, en pareil cas, sous
Le futil prétexte qu'il n'a pas vu qu'en les
portant avec lenteur et en très-petite quantité, le malade situé de manière qu'elles pussent sortir en même temps qu'on les pousse,
il étoit possible qu'elles augmentassent assez
la quantité du fluide retenu pour accroître
les accidens ; cela se conçoit difficilement.

A ce motif d'exclusion il en joint un autre
qui n'est guères plus admissible : il paroît
craindre que, tandis qu'on injecte, les mouvemens de la respiration ne restent suspendus ; ce qui est illusoire : et quand même !
où seroit le danger d'une suspension pareille ?
La durée de ces injections, quoique faites
très-lentement, est incapable de laisser languir assez long-temps l'action du poumon,
pour que cela, ainsi qu'il le prétend, puisse
influer sur son engorgement.

Se persuader que la situation suffise toujours
pour favoriser l'évacuation du sang épanché,
est encore une erreur. Qui ne sait pas que ce
fluide hors de ses vaisseaux se caillebotte et se
grumelle ? Quelque favorable, alors, que puisse
être cette situation, est-il possible qu'il s'évacue

jamais en totalité, s'il n'est aidé par des moyens extérieurs ? Attendra-t-on qu'il séjourne assez long-temps dans la cavité de la poitrine pour s'y dissoudre, et en sortir ainsi plus facilement ? Cette dissolution n'est-elle pas le premier degré de corruption ? Elle est même d'autant plus prompte que ce sang repose dans un lieu chaud et humide, qui hâte sa fermentation et précipite sa décomposition: d'où il est naturel de conclure que les injections sont généralement nécessaires, et quelquefois même indispensables, pour le délayer, l'entraîner au dehors, et éviter ainsi son accumulation et sa dégénérescence.

Il est d'autres raisons qui pourroient faire répugner à ces remèdes; mais encore ces raisons ne sont-elles pas péremptoires, puisqu'il est possible de prévenir les prétendus accidens dont on croit l'usage de ces moyens susceptible, quoiqu'ils fussent indispensablement utiles, en quelque sorte, dans pareilles circonstances. Le second mal que l'on pourroit avoir à redouter, et sur lequel on se tait complaisamment, consiste dans l'effet du contact du siphon de la seringue introduit dans la plaie même du poumon, contre les parois de laquelle il n'appuieroit pas impunément, et où ce liquide, lancé de trop près, causeroit inévitablement de grandes souffrances. Cet incident peut arriver faute d'attention et d'adresse de la part du chirurgien. Celui qui ne perd pas de vue que dans les mouvemens d'inspiration et d'expiration la plaie interne est ordinairement en rapport avec l'externe, ne s'y trompe jamais.

Ce fait est peut-être plus commun qu'on ne le pense; il a pu ne pas paroître d'une assez grande conséquence aux praticiens qui nous ont précédés pour qu'ils aient cru devoir nous en prévenir, et avec nous ceux qui les suivent encore de loin dans l'exercice de l'art. Mais cette réflexion suffira sans doute pour éveiller leur attention; et il y a lieu d'espérer qu'ils préféreront dorénavant de faire servir à cette opération une seringue à siphon court, applati et mousse, et qu'ils observeront attentivement de diriger cet instrument de haut en bas, de manière que la main chargée de l'instrument soit toujours placée sur la partie supérieure de la poitrine.

Ces

Ces considérations ne sont pas les seules que mérite la nature de ces plaies. L'expérience a appris, au détriment des malades, que l'abus des injections retardoit beaucoup la cicatrisation de la plaie du poumon. Il est constant que, la cicatrice ne pouvant avoir lieu que par le concours de l'adhérence de cet organe à la plèvre, elle y parviendra tardivement tant que l'on ne cessera pas de l'inquiéter en y injectant des liquides qui tendent plus à s'y opposer qu'à la favoriser. Pareil résultat encore relativement à la plaie extérieure. Il n'y a pas de doute que l'introduction répétée d'un corps dur, au moyen duquel on s'efforce d'entretenir la voie à l'aide d'une tente, n'en tienne les bords éloignés, ne les blesse, et ne les durcisse. Ce n'est pas que cette plaie n'ait la plus grande propension à se réunir, et qu'elle ne se cicatrise très-promptement lorsque la cavité de la poitrine ne contient plus rien d'étranger. On en a vu tromper le chirurgien, d'un pansement à l'autre, la tente ayant été rejetée par l'action seule du poumon, ou déplacée par quelques mouvemens du corps. Le contact parfait des bords, combattu si opiniâtrément, a suffi pour l'obtenir; ils se sont ramollis, successivement effacés, et la cicatrice s'est affermie.

Ces réflexions n'ont qu'un rapport immédiat à la plaie; il en est d'autres, non moins dignes d'intérêt, qui portent essentiellement sur les accidens primitifs; et ils se présentent naturellement.

La douleur et la tension du bas ventre, assez générales et plus ou moins considérables, la rareté des selles, la difficulté de les provoquer, l'oppression qui augmente en raison de l'agrandissement des symptômes inséparables de ces blessures, etc., ces accidens, dis-je, dépendent-ils uniquement de la lésion des parties contenues, ou sont-ils co-partageans avec la plaie des parties extérieures ? voilà la question.

Si on consulte l'observation, elle dit qu'une plaie non pénétrante, fût-elle même médiocrement profonde dans les muscles qui recouvrent le thorax, entraîne toujours après elle un sentiment de douleur suffisant pour rendre les mouvemens de la poitrine difficultueux et pénibles. Cela suppose donc que tous les muscles propres aux fonctions de la respiration, et ceux qui y participent, sont dans un tel état de souffrance, qu'une partie de leurs fibres étant blessée, ces muscles ne peuvent se contracter sans de douloureux efforts pour donner à la capacité de la poitrine tout l'espace nécessaire au développement des poumons. Elle est si conforme à la vérité, cette observation, que toutes les fois que les parties destinées à l'usage de cette importante fonction ont été simplement molestées, soit par une chute, soit par le choc de quelques corps contondans, soit par une compression un peu longuement soutenue, par une situation gênante, par l'action de la toux, ou par l'éternument même, la respiration est entrecoupée, laborieuse, et expose par conséquent le malade à des souffrances plus fortes. Que sera-ce donc si la blessure a été longuement étendue en surface et en profondeur ? Chaque inspiration nouvelle, tendant à écarter les bords de la plaie de leur point de contact, ne sera-t-elle pas pour le malade un nouveau sujet de crainte et de douleur, qui le portera naturellement à modérer l'élévation des côtes, et à la restreindre le plus qu'il lui sera possible? Il croira à l'impuissance de permettre à la poitrine de se dilater au-delà, et se persuadera que, quand même il pourroit se faire qu'il voulût outre-passer les bornes que lui imprime la crainte, il seroit infailliblement maîtrisé par une douleur plus vive encore, qui le forceroit malgré lui à les rapprocher; et ces différens motifs l'arrêtent. Qu'en résulteroit-il, en effet, si, en faisant violence aux parties souffrantes, il prétendoit passer outre? Celui-là n'a jamais eu à supporter les moindres inquiétudes dans cette région, qui ne sait pas que, plus la douleur devient aiguë, plus l'oppression est forte; et que tout ce qui tend à augmenter forcément l'étendue de cette capacité souffrante, agrandit inévitablement la douleur, en rendant la respiration toujours plus laborieuse: mais, quelle qu'en soit la cause, l'abdomen s'élève, se tend d'abord avec inquiétude, puis avec des souffrances inouies, et enfin les autres symptômes inhérens se développent avec une activité incroyable, se confondent et s'allient avec tout ce qui peut avoir un rapport même éloigné à la nature des parties lésées.

Cette affiliation d'accidens progressifs peut-elle avoir lieu sans l'accroissement de leur intensité ? non certes; et si actuellement on a égard au siége déterminé de la plaie, à son étendue, à sa direction, à sa profondeur, à la structure délicate et compliquée de l'organe qu'elle intéresse, à la nécessité absolue où il est de se mouvoir dans un vide peu respectif à son volume, pour donner à la respiration toute l'aisance dont elle doit jouir, ne sont-ce pas autant de considérations particulières qui doivent ajouter aux accidens, et les rendre plus pressans encore ? Que sera-ce, enfin, si plusieurs de ces symptômes réunis se portent à l'extrême ? La vie alors ne touche-t-elle pas à son terme ?

Sans avoir l'intention de multiplier les causes par les effets, contentons-nous de jeter un coup d'œil sur la situation dans laquelle se trouvent, pendant ces entrefaites, les muscles épigastriques, qui, par leur attache supérieure aux parties mobiles de la poitrine, concourent moins à son élévation qu'à son abaissement:

tous, en contribuant à l'action, partagent la somme des souffrances. C'est ainsi que le diaphragme et ces muscles, fatigués par les mouvemens excessivement rapprochés de la respiration, grossiroient encore ces symptômes, s'il étoit possible.

On voit manifestement que ces accidens, c'est-à-dire, ceux qui influent directement sur la difficulté de respirer, peuvent être communs à la blessure des muscles qui couvrent la poitrine, de ceux qui enchaînent les côtes, et des poumons qui les excitent à s'élever, à s'abaisser, et à entretenir ce mouvement. Or, de quelque cause que cette affection relève, puisque le poumon ne peut être lésé sans qu'il y ait plaie à ces muscles, il n'est pas surprenant que ceux du bas ventre, leurs congénères, soient souffrans. Il suit de cet état, que leur action est moindre, et que, ne pouvant agir librement sur les intestins, de manière à les presser avec cette douceur et cette aisance que la volonté ne commande point, ils doivent se décharger avec plus de lenteur. Concevons que ces mouvemens alternatifs, qui contribuent si puissamment à l'acheminement des matières stercorales contenues dans leur calibre, n'étant ni assez soutenus, ni assez compressifs; et que, cette faculté active étant subordonnée en grande partie à la situation horisontale, situation à laquelle le corps est rigoureusement assujetti; le ressort des intestins abandonnés, pour ainsi dire, à eux-mêmes, s'affoiblit, et que par cette considération spéciale la progression de ces matières doit nécessairement être ralentie. Alors la chaleur qu'elles contractent par leur séjour, les dessèche, ce qui en retarde encore la marche; puis l'air qui s'en dégage par une fermentation sourde, se répand dans les intestins, et les boursouffle, au point d'augmenter quelquefois énormément le volume du bas ventre.

Cette affection n'est cependant pas toujours tellement rapide qu'on ne puisse s'en apercevoir; elle s'annonce par un poids inquiétant, qui naît de la partie supérieure et centrale de la région épigastrique, et auquel le diaphragme a infiniment de part. Ce sentiment de mal-aise s'étend ensuite dans toute la capacité du bas ventre. La marche de ce boursoufflement abdominal est d'autant plus rapide que l'action précipitée des mouvemens de la respiration accroît la masse d'air, s'oppose à sa sortie, et qu'en se raréfiant il acquiert plus de pesanteur et de volume.

Ce symptôme est d'autant moins étranger qu'il accompagne communément les maladies aiguës qui affectent la poitrine, et qu'il les suit même d'assez près. Cette tuméfaction ou ce météorisme rend toujours la respiration plus pénible. Alors, ici comme en médecine, la première indication à remplir est de calmer la douleur; et c'est ainsi que l'on remédie à l'oppression. Mais les moyens d'y parvenir ne sont pas absolument les mêmes dans ces deux cas, les causes de la maladie étant différentes. Les saignées répétées, qui pourroient être utiles dans l'un, seroient évidemment nuisibles dans l'autre (*). Les onctions huileuses, relâchantes, sur la poitrine, et les fomentations résolutives sur le bas ventre, sont efficacement employées dans la circonstance des plaies de poitrine en général. Les huiles, en pénétrant les parties, les amollissent et les relâchent; et les fomenta-

―――――――――――――――――――

(*) *Dissertation sur l'importance des évacuans.*

tions, en soutenant l'énergie des fibres musculeuses abdominales, mettent des bornes au développement ou à l'extension de l'air contenu dans les intestins, et concourent à l'évacuation de celui qui y est accumulé ou dispersé.

Les différentes espèces de lavemens, et sur tout les laxatifs émolliens auxquels on voue la plus grande confiance, sous prétexte qu'ils ont la propriété d'évacuer et de calmer en même temps, nuisent plus qu'ils ne servent. Ils dilatent toujours plus le cylindre intestinal, ne cessent d'en affoiblir les parois, augmentent la masse d'air, et chassent devant eux, dans une région supérieure, celui qui est captif; et là, pressant encore davantage, parce qu'il est plus étroitement comprimé, il aggrave les symptômes : et peut-il se faire autrement, puisque ces liquides injectés ne peuvent être évacués selon l'intention, mais par régorgement ?

Observateur de ces contrarians résultats, j'ai cru reconnoître dans les suppositoires un moyen certain de provoquer l'évacuation et des selles et des vents, en mettant le malade à l'abri des inconvéniens inséparables des lavemens; et je les leur ai substitués avec succès.

La propriété qu'ont les suppositoires d'exciter l'irritabilité intestinale, m'a paru mériter la préférence sur ces injections alvines, attendu que, comme elles, ils ne peuvent augmenter ni le volume de l'air, ni affoiblir le ressort des intestins, les deux points essentiels que l'on ait à redouter dans la circonstance.

C'est encore dans l'intention de prévenir ce supplément de maux que l'on doit borner à une très-petite quantité, à la fois, les boissons relâchantes que semble exiger la maladie dans son principe, desquelles on est dans l'habitude d'inonder l'estomac des malades, sous le spécieux prétexte d'aller au-devant de l'inflammation. Ces boissons sont susceptibles des mêmes inconvéniens que les lavemens émolliens réitérés, lorsque le bas ventre paroît disposé de manière à faire naître des craintes de cette nature.

Les flatuosités que l'usage indiscret de ces boissons occasionne, les rend par conséquent très-suspectes. On ne leur refuse point la vertu de tempérer la chaleur et de l'assoupir ; mais, pour cela faire, il faut en user modérément : sans cette précaution, elles ne passent point dans les secondes voies, et elles se bornent aux premières, qu'elles affoiblissent. Les infusions théiformes de fleurs de bourache et de capillaire, avec l'addition d'une pincée de coriandre ou d'anis, édulcorées avec le sirop d'althéa, prises au degré de la tiédeur, réussissent communément bien en pareil cas. J'ai assez constamment vu aussi, qu'en stimulant un peu le canal alimentaire par des remèdes d'une semblable vertu, les suppositoires, en même temps qu'ils attiroient les selles, déterminoient une douce moiteur, ou faisoient couler abondamment les urines.

Je pourrois citer un grand nombre d'observations sur l'efficacité de ces moyens réunis : mais je n'en rapporterai que quelques-unes, qui, quoiqu'ensevelies dans le silence depuis plusieurs années, ne perdent rien ici de leur intérêt.

Un fusilier du régiment ci-devant du Perche, compagnie du Frénois, Jean B ***, jeune et d'une constitution bilieuse, fut blessé dans l'ivresse, le 10 septembre 1786 (vieux style), d'un coup de baïonnette entre la seconde et la troisième vraie côte du côté droit, près du tendon du grand pectoral; le coup étoit pénétrant, et le poumon lésé.

Ce blessé ne fut transporté à l'hôpital que cinq heures après son accident. La surface du corps étoit froide, et le pouls extrêmement foible; il toussoit peu, quoique fort oppressé, et néanmoins il expectoroit beaucoup de sang; la région épigastrique étoit douloureusement tendue, et les hypocondres très-sensibles.

Le pansement fut simple, et les premiers soins n'eurent d'autre objet que celui de le réchauffer. La peau rendue à sa chaleur naturelle, on recouvrit le bas ventre de flanelles pénétrées d'une décoction émolliente chaude.

Mais cela ne suffisoit pas : malgré quelques verrées de boissons tièdes et une couple de lavemens, ce blessé, dix heures après son accident, n'avoit encore eu aucune espèce d'évacuation. Cependant il étoit instant de lui en procurer; sa situation en faisoit un devoir. Au moyen de quelques cuillerées d'huile d'olive, il rejeta une partie des alimens qui séjournoient encore dans l'estomac : mais ce n'étoit point assez. Certain qu'il devoit renfermer encore des matières indigestes, je lui prescrivis un grain d'émétique dans deux verrées d'eau tiède. Ce remède n'eut qu'un demi-succès : le malade vomit plusieurs fois; mais il n'eut point de garderobe, quoique je les eusse sollicitées par des lavemens.

Le surlendemain, la douleur de l'épigastre étoit sensiblement diminuée : cependant le bas ventre restoit toujours élevé, dur, douloureux, compressible, et la respiration également difficile; les urines étoient rares, et le ventre opiniâtrement resserré ; le pouls s'affoiblissoit et devenoit irrégulier. En insistant sur les lavemens, je ne pouvois me promettre que l'agrandissement du mal : les suppositoires, dont j'avois déjà eu à me louer tant de fois en pareille occurrence, flattèrent mon espoir, et l'événement ne tarda pas à justifier l'opinion favorable que j'en avois conçue. En effet, les vents s'échappèrent tumultueusement et en grand nombre, sans efforts, et frayèrent le passage aux selles, qui devinrent successivement plus copieuses et plus fréquentes; les urines, dont la secrétion avoit été ralentie pendant la durée des accidens formidables que ce malade avoit éprouvés, coulèrent avec facilité et en abondance; le ventre s'amollit, s'affaissa, et l'oppression diminua consécutivement; la toux fut moindre, la nuit tranquille, et le malade reposa pendant quelques heures. Il étoit alors au cinquième jour de sa maladie : à peine restoit-il, le jour suivant, quelques traces de l'état fâcheux dans lequel il avoit été précédemment, à une extrême foiblesse près; le pouls étoit relevé, régulier, et les sens tout-à-fait libres. Ce mieux se soutint, et la docilité du malade contribua beaucoup, avec les eccoprotiques prudemment administrés, à rapprocher le terme de sa convalescence. On auroit désiré n'avoir pas eu à lui reprocher de l'avoir interrompue par quelques oublis dans le régime. Cette irrégularité fut cause qu'il ne put reprendre ses fonctions militaires que le quatre octobre suivant; ce qui auroit eu lieu beaucoup plus tôt sans cela.

L'histoire suivante présente les mêmes phénomènes : à la vérité les accidens étoient moins intenses ; mais aussi les plaies dont il va être question, n'étoient pas pénétrantes.

Jean Ott Weiller, grenadier au ci-devant régiment de Lamarck, compagnie d'Arock, âgé de vingt-huit ans, d'un tempérament pléthorique, reçut, le dix-huit du même mois de septembre, plusieurs blessures, suite de coups de sabre, dont deux plus marquantes portoient précisément sur la région inférieure du sternum. Quoique ces plaies ne pénétrassent point, le malade n'en fut pas moins rigoureusement inquiété. Au bout de douze heures il fut oppressé, et les hypocondres devinrent souffrans ; le bas ventre se tuméfia, et le malade se plaignit d'une douleur extrême dans toute l'étendue des muscles droits. La rapidité de ce symptôme m'étonna.

En considérant que ce grenadier avoit été blessé à l'issue d'une débauche, il ne devoit point être indifférent de l'évacuer sur-le-champ. La pesanteur d'estomac dont il se plaignoit eût été une indication à le faire, quand même la langue n'eût pas été limoneuse et la bouche d'un mauvais goût. Les purgatifs n'ajoutèrent rien à l'effet des lavemens qui les avoient précédés ; les uns et les autres furent à peu près nuls. Le pouls étoit alors fort ému, le bas ventre s'élevoit, et les douleurs s'accroissoient. Vu l'impuissance de ces remèdes, la circonstance étant la même que dans le cas précédent, je leur fis substituer des suppositoires. L'effet en fut prompt : le bas ventre ne tarda pas à se décharger de tout ce qui l'inquiétoit, et, l'instant après, le pouls devint naturel; l'abdomen s'affaissa, s'assouplit, et les urines coulèrent abondamment. Une douce humidité, présage toujours heureux en pareille occasion, couvrit la surface du corps, dont la chaleur s'étoit beaucoup affoiblie. Ces évacuations alvines se soutinrent sans sollicitation, et un léger purgatif acheva d'entraîner le reste des matières impures. Il étoit indiqué de substituer des fomentations résolutives aux fomentations émollientes, et de comprimer un peu le bas ventre, au moyen d'un bandage de corps; et on le fit. Toutes les plaies furent cicatrisées le douzième jour, et Ott Weiller sortit de l'hôpital le 7 octobre suivant, pour se livrer à ses exercices ordinaires.

Dans le moment où j'écris, le citoyen Lacoste, chirurgien de troisième classe, dont l'application soutenue à l'étude de l'art donne l'espérance l'espérance de le voir un jour se montrer digne de l'avoir embrassé, vient de suivre, sous mes soins, un blessé qui a donné lieu aux mêmes remarques : l'observation qui en a fait le sujet, est parfaitement conforme à la précédente.

Il s'agit du citoyen F. B * * *, caporal attaché à la soixante-huitième demi-brigade d'infanterie, blessé, étant ivre, d'un coup de fleuret moucheté, qui pénétroit entre la sixième et la septième vraie côte du côté droit. Ce malade ne fut rendu à l'hôpital que deux heures après cet événement, et ayant déjà perdu beaucoup de sang. Il étoit jeune et robuste, et d'un tempérament bilieux. Mais la douleur et la crainte (que l'incertitude du danger augmente toujours), étoient peintes sur son visage, par une pâleur effrayante. Le pouls étoit petit et concentré ; la foiblesse étoit extrême, et la peau couverte d'une sueur froide : l'estomac, encore rempli d'alimens, dont tant de causes avoient pû retarder la digestion, tenoit ce blessé dans une langueur mortelle. Il ne fut pas plus tôt réchauffé que la plaie donna beaucoup de sang ; malgré cela le pansement fut simple, et il devoit l'être. Cette hémorragie céda aux

q

petits moyens. Quelques heures après il prit un émétique qui débarrassa l'estomac des alimens dont il s'étoit repu, et lui fit rejeter quelques gorgées de bile. Le second jour, la fièvre s'alluma avec force, et la respiration devint excessivement laborieuse. Le malade éprouvoit de violens tiraillemens dans les alentours de la plaie, et ne pouvoit souffrir d'être couché sur le côté gauche, sans éprouver la plus grande peine. La toux étoit fréquente, mais il ne crachoit point de sang. Il n'expectoroit que des matières glaireuses avec beaucoup de difficulté, ce qui donna lieu de présumer que le poumon n'avoit été que froissé. Pendant trois jours entiers il fut dévoré par une soif ardente, et ces trois jours furent partagés entre l'insomnie et les souffrances. A cette époque les hypocondres et le bas ventre étoient déjà tendus; il rendoit peu d'urines, encore étoient-elles extrêmement rouges. La peau étoit sèche et embrasée, et le pouls dur et accéléré. La circonstance exigeoit la saignée, et elle fut faite; mais les garderobes étoient rares et difficiles à obtenir.

Les symptômes toujours croissans indiquoient la sabure; on répondit à cette indication par un minoratif, auquel le ventre refusa d'obéir. Avide de boissons, il en abusoit; mais il est à craindre que cet abus ne contribuât à augmenter la masse d'air rassemblée dans les intestins, masse que les lavemens ne faisoient que grossir toujours plus, sans produire d'autres effets. Il eût donc été imprudent alors, et rien n'étoit plus équivoque, que d'en continuer l'usage. Le suppositoire devenoit le seul remède à employer avec espoir de soulagement, sans laisser subsister les moindres inquiétudes : le fait prouva en faveur de l'intention. Quelques instans après son introduction, les vents prirent essort, et la voie fut largement ouverte aux matières stercorales. Ces évacuations amenèrent d'abord le calme; le malade reposa avec tranquillité, et ne s'éveilla dans la nuit que pour rendre les urines en grande quantité. Son retour à la santé date de ce moment, et aujourd'hui, le quatorze de sa blessure, la respiration est entièrement libre. Il dort commodément, de quelque côté qu'il se couche. Toutes les fonctions naturelles ont repris leur cours ordinaire, et on a tout lieu d'espérer une prompte et heureuse convalescence.

Que de faits semblables ne pourroit-on pas ajouter à ceux-ci, s'il étoit possible que de pareils exemples ne suffissent pas pour inspirer aux jeunes praticiens d'observer attentivement la nature, de la suivre, et de se concilier avec elle, pour la servir utilement dans la circonstance! J'aurois atteint à peu près le but que je me suis proposé, si j'étois parvenu à leur faire naître seulement quelques doutes. Je m'en applaudirois d'autant, qu'en cherchant à les éclaircir ou à les dissiper, la vérité les frapperoit nécessairement. En se représentant les rapports qu'il y a entre la poitrine et le bas ventre dans l'état de santé, il n'est rien moins que difficile de juger de l'influence réciproque de ces deux cavités dans l'état de maladie. Les accidens des plaies de l'un ou de l'autre de ces ventres sont les mêmes en sens inverse, c'est-à-dire, qu'ils se communiquent par des rapports anatomiques, de façon que ceux qui dépendent directement d'une de ces cavités, ne peuvent pas exister, sans produire des effets sensibles sur l'autre. Cette réciprocité a lieu par tout où les muscles qui concourent à la forme ou à la force d'une partie, servent médiatement ou immédiatement à l'action d'une autre. Cet enchaînement d'action n'a pas seulement lieu de la poitrine au bas ventre, ni de celui-ci à la poitrine; elle se retrouve en considérant miologiquement les extrémités. On voit en effet que les muscles qui composent une de ces parties, servent au jeu de celle qui est au-dessous, de même que les muscles qui font mouvoir la jambe sont attachés à la cuisse, ceux qui font agir le pied sont fixés à la jambe, et ainsi de suite.

Il résulte de cette structure combinée, qu'il est impossible que les muscles d'une de ces parties soient lésés sans influer sur ceux de l'autre, et sans que, par progression, cette influence ne se propage consécutivement sur toute l'étendue du membre; c'est précisément ce que nous voyons dans les blessures de la cuisse relativement au pied, et dans celles du pied par rapport à la cuisse.

Mais ici, dans les plaies de poitrine, cet effet n'a pas seulement lieu par le concours des muscles liés aux fonctions de ces deux capacités, mais encore par l'intervention du diaphragme.

La grossesse chez les femmes, et l'hydropisie chez les hommes, en sont des exemples, puisqu'elles offrent les mêmes phénomènes. Certainement les muscles de la grande capacité inférieure, qui recouvrent en partie l'étroite capacité supérieure, influent également et conjointement dans les plaies de l'un et de l'autre, puisqu'elles ne diffèrent que par leur localité, et que ces deux ventres se servent mutuellement par des mouvemens simultanés.

Peut-on s'abuser sur la cause de cette affection douloureuse qu'éprouvent les blessés dans toute l'étendue extérieure de la poitrine, ainsi que sur la difficulté de respirer, qui en est inséparable, lorsque la plaie est sillonnée dans l'épaisseur des muscles hypogastriques, n'importe comment? Quelle que soit sa direction, peut-elle jamais se réunir, si l'on n'a soin de mettre ces muscles dans le relâchement, en tenant la tête élevée, en l'approchant de la poitrine, et en soutenant les jambes à demi fléchies sous les cuisses? Cette situation, à laquelle la douleur invite naturellement, laisse à cette capacité la facilité de se dilater. Sans ce moyen, le principal de tous, les autres sont infructueux pour modérer la gêne douloureuse que les malades éprouvent dans l'inspiration.

SECTION TREIZIÈME.

Réflexions pratiques sur les plaies du bas ventre.

DE même que celles de la tête et de la poitrine, les plaies du bas ventre méritent des considérations particulières dans le choix et l'administration des moyens proposés pour leur guérison. Si les simples divisions faites dans l'épaisseur des muscles abdominaux ont si sérieusement occupé les praticiens, sans doute que, lorsque ces divisions pénètrent jusqu'aux viscères et les intéressent, on devra redoubler d'égards et de soins.

Le journal ordinaire des observations parle des accidens qui accompagnent ces simples divisions, et il les range dans la classe commune. Mais il n'en est pas ainsi des accidens consécutifs ; il dit à cette occasion qu'il n'est pas toujours au pouvoir du chirurgien de les prévenir; et il a raison.

Il sembleroit cependant que toute crainte dût cesser à cet égard, dès que le péritoine n'est point ouvert, et que la hernie ne peut avoir lieu. Mais l'observation a fait voir contradictoirement, qu'il suffisoit, pour lui donner occasion, qu'un seul d'entre les muscles qui forment ensemble les parois de cette grande capacité cessât ses fonctions dans un point; et c'est ce qui arrive dans la plupart des plaies qu'elle éprouve.

L'obstacle à leur réunion simultanée vient de ce que ces muscles ne sont égaux ni en épaisseur ni en force, et que les fibres motrices du transverse sont placées dans un sens différent. C'est ainsi que, toujours, dans les plaies qui en divisent toute l'épaisseur, les deux obliques se réunissent, et que le transverse, qui sert immédiatement d'appui au péritoine, y parvient difficilement; et ainsi de suite relativement aux obliques, selon la direction de la plaie.

Mais ne pourroit-il pas se faire, qu'ayant pour la disposition anatomique des divers plans fibreux de ces muscles les égards qu'ils inspirent, on puisse éviter ces hernies, qui semblent accuser l'art d'insuffisance ? Une situation raisonnée et soutenue avec constance, un appareil combiné qui en protégeroit les effets, ne pourroient-ils assurer le succès de cette réunion générale ? Il n'est pas douteux que l'on n'emploie l'un et l'autre de ces moyens : mais il est question de savoir comment, et si on leur a réuni tous les accessoires dont ils ont nécessairement besoin pour agir avec efficacité.

Je conviens que l'état maladif, inflammatoire ou suppurant, de la plaie, peut en imposer à l'œil du chirurgien confiant, qui juge par l'exemple de la réunion du transverse de celle des obliques qui le couvrent. Il faut donc s'assurer positivement de l'adhésion parfaite des lèvres de la plaie de ce muscle, avant que de consentir, en quelque sorte, à celle des obliques. Toute cicatrisation, en général, est imparfaite, si elle ne naît du fond.

C'est ainsi que, communément, dans les plaies faites par armes blanches, quand on néglige ces attentions, la réunion de ces muscles n'est pas toujours aussi certaine qu'on osoit l'espérer. Leur déchirement causé par les coups d'armes à feu, est pis encore, lorsqu'il compromet toute leur épaisseur. L'engorgement inflammatoire qui le suit, occasionne une suppuration plus ou moins abondante, mais toujours destructive, dont une partie perce, s'insinue insensiblement dans l'interstice de ces muscles, et les dévaste sourdement. Égale attention, ici comme ailleurs, de la part du chirurgien, à évacuer en totalité, dans les pansemens, la matière purulente, autant que la situation de la plaie et les circonstances le lui permettent. Une moindre quantité de ce pus échappé suffit pour causer, par son ferment, la destruction du tissu celluleux au préjudice duquel il augmente sa masse et continue sa route : il ne se fixe jamais que lorsqu'il est arrêté par une résistance qu'il ne peut vaincre; son séjour établi, il repose, mais avec de nouvelles inquiétudes pour le malade. Combien de fois n'a-t-on pas vu le pus croupissant dégénérer en sanie, forcer tous les obstacles, se frayer des routes de toutes parts, s'égarer pour ainsi dire, ronger le péritoine, le déchirer, se perdre dans la cavité du bas ventre, et porter sur les viscères qu'il atteint la tache d'un poison mortel ?

Les abcès intérieurs de cette capacité présentent les mêmes suites. L'amas du pus contraint et resserré dans une espèce de capsule, opère, du dedans au dehors, de pareils effets sur le péritoine; il le mord et le rompt, puis se fourvoie dans les réseaux celluleux, au moyen desquels il parvient à se réunir et à former une collection plus ou moins apparente au dehors, qui se présente sous la forme d'une tumeur, dont la subite apparition peut laisser à l'homme de l'art des incertitudes sur son vrai caratère, attendu que cette tumeur est communément éloignée de sa vraie source.

Mais les fugues ou les évasions de ce pus, à la suite des plaies extérieures qui ont grandement souffert de l'inflammation, sont moins incompréhensibles. La tumeur qui s'élève à la circonférence de la plaie, porte toujours avec elle une certaine teinte d'inflammation, qu'une douleur progressive accompagne. Jamais, au reste, ces symptômes ne se prolongent. Lorsque l'inflammation est dissipée, la douleur se convertit en une pesanteur inquiétante, et, ces accidens évanouis, la tumeur amollie indique qu'elle est transformée en abcès.

Mais si, au contraire, ce pus fuit et s'égare du dehors au dedans, la partie abdominale, sur laquelle il se fixe, s'élève, devient de plus en plus souffrante, et le toucher y découvre un point déterminé où la douleur est encore infiniment plus marquante. La collection du pus, s'accroissant successivement, prépare les fondemens d'un abcès, de la profondeur du siége duquel on ne peut pas toujours juger même mathématiquement, et qui, par cette incertitude, interdit, jusqu'à nouvel ordre, toute tentative à celui qui voudroit l'attaquer le fer à la main. Si la situation de ces abcès se défend contre la témérité du chirurgien, c'est en lui imprimant la crainte de courir les risques d'abréger les jours du malade, en intéressant un vaisseau considérable, hors de la portée des secours de l'art. Quelquefois la nature s'est suffie à elle-même en ouvrant à ce pus une issue par la voie des selles ou par celle des urines ; on en a même vu prendre la voie de l'expectoration, et j'en ai un exemple tout récent dans la personne d'un de mes amis qui portoit, depuis long-temps, une tumeur volumineuse dans la profondeur de la région lombaire droite. Mais, faute de cette ressource bienfaisante, le malade périt de consomption, épuisé par une fièvre lente qui ne finit qu'avec lui. Il ne faut pas en chercher la cause ailleurs que dans le reflux et dans l'égarement de la matière purulente qui infeste les principaux organes secrétoires, en dérange et en trouble les fonctions.

Lorsque les plaies du bas ventre embrassent une certaine étendue et qu'elles intéressent les intestins, il a été arrêté, de tout temps, de les suturer l'une et l'autre. Cette conjoncture a exercé le génie des gens de l'art ; et après avoir comparé longuement les avantages des différentes sutures proposées à ce sujet, on est resté convaincu, jusqu'ici, de l'absolue nécessité de celle de l'intestin ; mais on n'est pas également d'accord sur la méthode. Il étoit d'usage autrefois d'employer la suture du pelletier, ou à surget : aujourd'hui on donne, avec raison, la préférence à celle qui se fait à points passés ; elle a sur la première l'avantage de pouvoir retirer le fil qui a servi, sans occasioner le moindre ébranlement dans la coalition des lèvres de la plaie intestinale, à laquelle elle a si utilement coopéré.

Il n'en est pas de même, à beaucoup près, de la suture des parois du bas ventre. L'opinion est encore fortement divisée sur la nécessité, prétendue indispensable, de concourir à leur réunion par ce moyen. On ne trouve guères dans les livres de l'art que des préceptes unis aux différentes méthodes proposées pour la pratiquer, et il est possible qu'elle ait été faite, même avec succès. Mais, d'après le rapport de plusieurs praticiens de réputation, on a peine à croire qu'elle soit absolument nécessaire dans tous les cas où elle est essentiellement recommandée. Ils parlent de larges éventrations accidentelles, et de celles faites chez les femmes, pendant la vie même ou après leur mort, à dessein d'en retirer l'œuvre parfait de la conception, et où la situation et un bandage accommodé aux circonstances ont suffi pour opérer la réunion, quelle que soit l'étendue que l'on puisse raisonnablement supposer à ces plaies.

J'en ai vu, de ces larges plaies faites par des coups de sabre, et tout récemment encore, c'est-à-dire, au moment où j'écris. Deux fois seulement il m'est arrivé de vouloir faire servir la gastroraphie au rapprochement et à la réunion de leurs lèvres; et deux fois les accidens inséparables de cette opération m'ont forcé à soustraire bien vîte les points de suture, quoique ces malades eussent religieusement observé la situation la plus convenable pour éviter ces accidens : mais depuis je n'ai eu garde de m'y exposer.

Celui qui est actuellement sous mes soins est le citoyen C***, grenadier au premier bataillon de la soixante-deuxième demi-brigade, blessé, le 26 Thermidor dernier, d'un coup de sabre de dragon, qui ouvroit l'abdomen de l'étendue d'un décimètre à peu près, sur le bord externe du muscle droit, région ombilicale, partie droite. L'intestin, sorti de la longueur d'un demi-mètre, avoit entraîné la portion du mésentère qui lui répond.

L'ivresse dans laquelle il étoit lorsqu'il fut blessé, et la marche qu'on lui fit faire pour se rendre à l'hôpital, avoient sensiblement contribué à un déplacement aussi considérable. La réduction étoit impossible : il fallut pour l'obtenir dilater la plaie sur ses deux angles; cela fait, quelques emplâtres agglutinatifs, un bandage approprié, médiocrement serré, et une situation relative, etc., ont suffi pour opérer la cicatrisation de cette plaie.

Ce n'est point ici le lieu de parler des difficultés de la gastroraphie, ni des souffrances auxquelles elle soumet le malade; je ne la décris point. Mais il seroit à désirer que ceux qui ont complété les traités de médecine opératoire, eussent pris la peine d'entrer à cet égard dans les plus petites considérations. Peut-être qu'en balançant leurs inconvéniens avec leurs prétendus avantages, ils auroient servi plus utilement l'humanité, sans user de toutes les rigueurs de l'art, que l'on doit toujours avoir essentiellement à cœur d'écarter. Mais de quelle réflexion peut-on être susceptible, quand on se borne à copier littéralement les écrits de ceux qui nous ont précédés?

Si

Si les progrès de la chirurgie ont été rallentis pendant si long-temps, à quoi doit-on raisonnablement l'attribuer, si ce n'est à cela?

Ce qui nous reste à dire concerne les plaies pénétrantes et étroites de cette capacité, avec lésion des viscères. Les symptômes propres à l'affection de chacun d'eux, indiquent distinctement celui ou ceux qui sont compris dans la profondeur qu'a parcourue l'instrument blessant. Il est vrai que la confusion de ces symptômes peut rendre ces signes fort équivoques; mais la loco-position naturelle de ces viscères dans les différentes régions de cette capacité, doit fournir au praticien des indications certaines sur les organes blessés. Je conviens que ces connoissances, quoique d'absolue nécessité, sont insuffisantes pour guérir, attendu qu'il est une foule de particularités qui ne permettent pas, même à l'homme de l'art le plus instruit, de prêter le moindre secours à la nature, dans certains cas. Au reste ces plaies, quoique très-compliquées, ne sont pas toujours sans espérance de guérison. Les plus désespérées ont eu quelquefois la terminaison la plus heureuse.

Un soldat provincial d'autrefois fut blessé de deux coups précipités d'un fusil double, chargé à balle; il reçut cette décharge par derrière, lorsqu'il fuyoit. Ces balles brisèrent les os des îles à un pouce au-dessous de leur crête, pénétrèrent dans le bas ventre, le parcoururent, et sortirent à la naissance de la région ombilicale. Ce blessé ne fut à portée des secours de la chirurgie que quatre jours après; encore ne purent-ils lui être administrés que très-foiblement. Le chirurgien appelé n'avoit pas à sa disposition, à beaucoup près, les moyens qu'il auroit pu employer utilement; il étoit même très-difficile qu'il pût se les procurer, le lieu d'où il pouvoit les tirer étant à une distance considérable.

Ce fut le quatrième jour seulement que ce malade fut transporté à l'hôpital militaire le plus voisin, qui étoit éloigné de cinq lieues de sa résidence habituelle. Lorsque je le vis, sa situation étoit alarmante. Le bas ventre étoit balloné et dur; il avoit une toux sèche, et étoit prodigieusement oppressé; toutes les secrétions paroissoient interrompues, et rien n'étoit excréé. Le corps étoit glacé, et le pouls d'une langueur mortelle. Il n'en a pas moins survécu à tant de maux qui sembloient présager une mort prochaine. Je dilatai suffisamment l'entrée des plaies, pour faciliter l'extraction des parcelles d'os qui avoient été poussées du dehors au dedans, et c'est à quoi se borna la chirurgie opératoire.

Quel que soit l'instrument qui ait donné lieu à ces blessures, on est convenu, lorsqu'elles sont étroites, de les agrandir, non-seulement pour faciliter la rentrée des parties échappées, mais afin de mettre la plaie de l'intestin en correspondance avec la plaie extérieure, lorsqu'on avoit la certitude qu'il étoit lésé. Mais, quelque naturelle et ingénieuse que soit cette ressource, elle ne laisseroit au chirurgien qu'un foible espoir de guérison, s'il n'avoit soin de lier à ce premier moyen ceux que lui inspirent son génie, et le choix, ainsi que l'usage, des remèdes que les connoissances de l'art lui mettent sous la main pour en disposer dans ces cas particuliers.

Il est au moins aperçu, déjà, que rien n'est plus important que de s'attacher d'abord à ces premières considérations, puisqu'elles montrent, par des signes non équivoques, le rapport qu'il y a entre la nature des accidens et celle des parties blessées. Il est impossible alors que le pronostic n'honore pas toujours le chirurgien, quel que soit le sort que le malade éprouve. L'estomac, le foie, la rate, les reins, la vessie, les intestins grêles ou gros, etc., ont des symptômes particuliers indicatifs de leur lésion, d'après lesquels on peut prononcer sans craindre de se compromettre. On en excepte certains événemens imprévus, qui, quoique rares, ne doivent pas être oubliés dans le compte que le chirurgien a à se rendre de tout ce qui peut troubler la guérison ou causer la perte du malade.

Ce ne seroit satisfaire qu'en partie aux indications du mal, que de se restreindre au pansement de la plaie. Parmi les remèdes appropriés aux blessures récentes et pénétrantes dans le bas ventre, faites par armes à feu ou autrement, les applications émollientes, les boissons relâchantes et les lavemens doués des mêmes propriétés, jouissent à juste titre de la préférence. Sans doute que ces moyens sont généralement admissibles, puisqu'ils ont également la vertu de prévenir et de calmer les accidens primitifs. Mais, les topiques exceptés, l'usage des boissons et des lavemens est soumis à de justes égards, et exige de la part du chirurgien beaucoup de circonspection. Dans la lésion du ventricule et des premiers intestins, l'usage abondant de ces boissons, si généralement intéressantes dans toute autre circonstance, nuiroit évidemment, quoique prises à des doses ménagées. On doit se borner, en pareil cas, à en humecter par intervalles la bouche du malade, en ne lui en permettant chaque fois que la quantité nécessaire pour en arroser les parois. Il est certain qu'en les versant avec cette profusion ordinaire que semble généralement exiger l'état inflammatoire, ce liquide, en passant dans les premiers organes de la digestion, s'échapperoit à travers l'ouverture de la plaie, et s'épancheroit dans la cavité abdominale. Il en résulteroit nécessairement que, sans cesse abreuvées et ouvertes au passage des liquides, ces sortes de plaies ne se réuniroient point, ou au moins très-difficilement; et cet inconvénient ne seroit pas le seul. C'est avec intention de prévenir les uns et les autres qu'on y supplée par la succion de quelques tranches de citron, de melon, de courge, ou de quelques grappes de raisins, d'épine vinette, ou de groseilles crues ou confites. A leur défaut on emploie avec égal succès, quoique moins agréablement au goût du malade, les feuilles d'oseille, d'épinards, de bette, etc., que l'on saupoudre de sucre.

Les lavemens émolliens dans lesquels on épanche quelques gouttes de vinaigre, produisent de merveilleux effets : outre qu'ils entretiennent la liberté des selles, ils modèrent et appaisent la chaleur des entrailles, affoiblissent et calment la douleur qui en est inséparable, et dissipent ainsi peu à peu l'inflammation. C'est encore par le moyen des lavemens que l'on suffit à nourrir le malade, en lui injectant du bouillon.

Mais il est à observer que la quantité de liquide qu'on se propose d'injecter, veut être réduite à un très-petit volume chaque fois; autrement il seroit à craindre qu'une plus grande masse de ce liquide ne dilatât beaucoup le cylindre intestinal, et qu'en chassant précipitamment devant elle la colonne d'air qu'il renferme, elle ne fît violence à la partie lésée; ce qui ne manqueroit pas d'exciter de nouvelles douleurs, en même temps qu'elle éloigneroit la guérison : heureux si les suites s'en bornoient à cela !

A cette considération il s'en joint une autre, qni porte sur l'attention de n'insinuer ces diverses espèces de lavemens qu'avec lenteur, et plus particulièrement encore ceux qui sont destinés à servir de nourriture aux blessés chez qui la digestion alimentaire est interdite pour la même cause. Est-il nécessaire de dire que ces derniers lavemens doivent être précédés d'un autre remède, pour débarrasser l'intestin des matières stercorales, afin que ceux-là puissent y séjourner assez pour être absorbés en totalité ?

Un carabinier du deuxième régiment, à peine sorti d'un traitement anti-vénérien, fut blessé, à la suite d'une débauche, de la pointe d'un large sabre. Le coup, porté sur le centre épigastrique, ouvroit l'estomac, à sa face antérieure, de l'étendue de plus de trois centimètres. Chaque fois qu'il faisoit effort pour vomir, les alimens s'échappoient en quantité par la plaie.

Cette situation demandoit, comme premier remède, la plus scrupuleuse abstinence, tandis qu'au moyen des lavemens évacuatifs on débarrassoit les intestins du poids des matières dont la présence auroit infailliblement contribué à inquiéter toujours plus le bas ventre, pendant la durée des premiers accidens.

La chirurgie devoit entrer pour peu de chose dans la circonstance; aussi borna-t-elle ses secours à un pansement simple et à des fomentations émollientes humides, étendues sur toute la capacité de la poitrine et de l'abdomen.

La nature de cette plaie et son siége vouloient qu'on interdît la parole à ce blessé, et en effet il s'observa rigoureusement sur ce point. Pendant six jours entiers il n'usa d'aucune boisson; on se contentoit de lui rafraîchir la bouche par intervalles, avec des tranches de citron, et de lui injecter à propos par l'anus quelques bouillons en petite quantité.

Le dixième, il témoigna avec instance le désir de prendre du bouillon, et la nécessité sembloit en quelque sorte l'exiger; il y avoit d'autant moins d'inconvénient à le lui permettre que, depuis long-temps déjà, il n'éprouvoit plus la moindre douleur dans la région qu'occupoit la plaie, dont la cicatrice étoit à cette époque complétement faite. Les panades extrêmement claires remplacèrent successivement les bouillons, et le quinzième jour ce blessé fut en état de prendre quelques alimens plus solides.

Le vingt-deuxième, enfin, il demanda sa sortie avec opiniâtreté, et je crus devoir la lui faire accorder, pour éviter un plus grand mal. J'eus occasion de le revoir plusieurs jours après, et il me protesta n'avoir ressenti, jusqu'alors, aucune inquiétude qui ait pu lui rappeler qu'il avoit été dangereusement blessé.

Les plaies des gros intestins mettent plus de rigueur encore dans l'usage des lavemens: elles les rejettent absolument, sous les mêmes motifs pour lesquels nous avons contredit celui des boissons modérées, dans la lésion de l'estomac et des intestins grêles. Inutilement s'occuperoit-on à en faire connoître les inconvéniens; il n'est personne qui ne conçoive combien ces petits remèdes seroient nuisibles en cas pareil. Ici, la circonstance est, au contraire, en faveur des boissons; ce sont elles qui doivent en tenir lieu. Administrées avec retenue et sagesse, elles suffisent à tout. S'il y a nécessité de décharger le bas ventre, les suppositoires de miel cuit, qui ne produisent sur le sphincter qu'une irritation légère, satisferont pleinement à cette indication.

Des observations qui viendroient à l'appui de cette théorie rationelle seroient, sinon déplacées, au moins superflues. Quand on parle au sens et à la raison un langage aussi convaincant, les preuves, sans doute, deviennent inutiles.

Section quatorzième.

Réflexions particulières sur certaines plaies des extrémités.

J'aurois pu me dispenser de discourir sur les plaies compliquées des extrémités, si je n'avois eu que l'intention de rappeler les accidens communs à celles qui sont l'effet des chutes, ou du choc des corps ordinaires lancés par la main des hommes. S'il étoit possible que les complications dont elles sont susceptibles ne fussent pas connues, les setions qui ont rapport à ces différens genres de plaies, en disent suffisamment, je crois, pour donner de chacune d'elles en particulier l'idée générale qu'on doit en avoir.

Il n'est point question ici de ces larges et profondes divisions, non plus que de ces effrayans déchiremens avec perte de sang, rupture et fracas d'os : quelque graves que soient ces plaies en apparence, elles ne sont qu'un diminutif de celles faites par armes à feu, lorsqu'elles compromettent les solides de différens genres. Esquissons-en un tableau, et prenons-le dans la classe des blessures les plus intéressantes des extrémités inférieures.

Un exemple peut suffire : la cinquième observation, qui fait partie, dans mon cours sur les plaies d'arquebuses, du paragraphe dans lequel je parle des accidens inséparables de la structure des parties offensées, me le fournira. J'en détache cette observation de préférence, parce qu'elle seule réunit tous les symptômes propres et étrangers à ces sortes de plaies, et qu'elle détruit évidemment, et à plus d'un égard, le pronostic de certains écrivains, qui n'est pas toujours, à beaucoup près, celui des observateurs. Les détails de ce fait sont aussi curieux qu'intéressans; suivons-les.

Le premier Floréal an cinq, jour mémorable par le second passage du Rhin qu'opérèrent les Français sous le feu cumulé de leurs ennemis, Jean Koval-Young, Polonois, fusilier au régiment d'Alton, au service d'Autriche, âgé de vingt-sept ans, d'une constitution sèche, mais vigoureuse, fut frappé, dans la forêt de Diersheim, d'un boulet qui lui emporta la jambe gauche, à ses deux tiers supérieurs près. Ce malheureux, restant seul, choisit pour asile un buisson, sous lequel il se traîna, et couvrit sa plaie de la mousse de l'arbre qui étoit le plus à sa proximité. Là, privé de toute espèce de moyens de donner quelque chose aux premiers besoins de la nature, il attendoit paisiblement la mort.

Languissant douloureusement depuis quatre jours entiers, sans espoir quelconque, le hasard voulut que des paysans attirés dans cette forêt par la curiosité, le découvrirent. Ils lui parlèrent, l'interrogèrent, prirent d'abord intérêt à son sort, et, le cœur ouvert à la compassion, le portèrent sur les derrières de l'armée, au prochain village, lieu de leur habitation. Pleins du désir de le rappeler à la vie, sa foiblesse étant presque agonisante, ils firent servir l'eau-de-vie à leur intention, comme le moyen le plus prompt et le plus efficace; mais il est à croire qu'ils en abusèrent.

Pendant ces entrefaites, le chirurgien de l'endroit fut invité à lui donner ses secours. Mais, hélas! ils se bornèrent à débarrasser la plaie de la mousse dont elle étoit couverte, et à lui substituer un chiffon de linge ordurier, la seule pièce d'appareil qu'il eût à sa disposition.

Transporté à Strasbourg, le cinq au soir, on le plaça à l'ambulance, d'où, après avoir été convenablement soigné, il fut évacué, le huit, sur l'hôpital militaire. Les accidens étoient alors à cette hauteur où ils ne laissent plus qu'un bien foible espoir. La sécheresse de la plaie, la pâleur et la tiédeur des parties qui la limitoient, leur peu de sensibilité, etc., témoignoient, d'un commun accord, que la chaleur native y étoit presque éteinte. Son pouls l'eût confirmé au besoin; il étoit très-foible, les pulsations lentes. L'appareil de la bouche étoit aride et desséché, et la surface de la langue en partie noire. La gorge étoit embrasée; aussi sa soif étoit-elle extrême. Les urines étoient rouges et rares; le bas ventre, modérément tendu et un peu douloureux, ne s'étoit encore déchargé qu'une seule fois depuis l'instant de sa blessure; et, pour surcroît, il se plaignoit d'une violente douleur de tête, qu'avoient sans doute augmentée une longue insomnie, ses privations et les fatigues soutenues de son métier.

Cet état se soutint jusqu'au septième jour de son entrée à l'hôpital, c'est à dire le onzième de sa maladie; malgré cela la plaie étoit tant soit peu humide, et l'on distinguoit aisément la ligne de séparation commençant entre les chairs et l'escarre. Le treizième, quoique déjà la suppuration se présentât sous un aspect un peu favorable, fut un jour de nouvelles inquiétudes. Ce blessé fut saisi tout-à-coup d'une douleur dans l'articulation de la mâchoire, douleur qui l'empêchoit de la mouvoir à son gré. Le lendemain elle s'étendit sur les muscles du cou, et paroissoit intéresser plus profondément les releveurs propres de la tête.

Enfin, il fut complettement frappé d'opisthotonos, dans la révolution de trois jours.

Deux strongles, qu'il avoit rendus par le haut, peu de temps auparavant, m'autorisoient, d'après tant d'exemples déjà, à croire que ce tétanos pouvoit encore dépendre de l'existence de quelques-uns de ces vers ; et, cette idée conçue, je la suivis : les remèdes qui m'avoient si bien servi en cas pareil, produisirent également ici d'admirables effets ; ils en expulsèrent plusieurs par les selles. Depuis ce temps le mal ne fit plus de progrès, et, à la vérité, il étoit impossible qu'il en fît, étant à son apogée ; mais le tétanos n'en dura pas moins dans toute sa force, pendant vingt-six jours, au bout desquels il diminua insensiblement.

Il est à remarquer que la plaie n'avoit nullement souffert dans ces cruels momens, et en cela il n'y avoit rien d'extraordinaire. La suppuration, qui s'étoit annoncée sous de fâcheux auspices, se perfectionna, et, durant tout le temps, elle ne fut ni altérée dans sa qualité, ni retardée dans son cours. Les chairs étoient vermeilles, et le pus abondoit depuis long-temps, lorsque le tétanos cessa.

Ce fut alors que le sommeil et l'appétit reparurent ensemble ; bientôt le malade recouvra, peu à peu, la liberté et l'aisance dans les mouvemens ; un cercle blanchâtre vint de suite circonscrire la plaie, et annoncer la cicatrice, qui, une fois prononcée, fit de constans progrès. Il s'agissoit de retrancher les portions d'os dénudées qui surpassoient les chairs de deux pouces environ, la nature n'ayant encore rien fait pour les séparer : elles ne pouvoient que ralentir la progression de la cicatrice qui cheminoit habilement près du centre, si on ne les eût emportées par l'instrument. La résection fut faite sous mes yeux, avec les précautions d'usage, par le citoyen Brille dont j'ai déjà parlé ; et dès-lors la plaie, étant simplifiée, se consolida en peu de temps.

Cette observation, à laquelle il est très-facile d'en ajouter beaucoup d'autres, présente deux faits bien intéressants ; l'un a directement rapport à la maladie essentielle, et l'autre est susceptible de certaines considérations particulières que l'habitude de l'erreur s'obstine à lui refuser.

Le

Le premier de ces faits porte directement sur une plaie compliquée, d'un genre distingué, qui ne dépose pas seulement contre l'habitude d'amputer, mais encore contre la prétendue nécessité de le faire toujours sur-le-champ en de pareilles circonstances. Ce n'est point ici que je me propose de combattre ces abus; je m'en occuperai dans un autre moment.

La réflexion que je me permettrai de faire à ce sujet, sera courte. Je dis que sans doute rien n'étoit plus en faveur de l'opération que le cas dont je viens de faire l'histoire, car que peut-on voir, en effet, au rapport de tous les chirurgiens du monde, de plus décisif et de plus pressant qu'une jambe emportée; que des os fracassés, fêlés dans une portion de leur longueur, encore recouverte de chairs déchirées et hachées; que des tendons, des aponévroses, et des nerfs brisés et dilacérés ? Malgré cela l'amputation étoit-elle tellement nécessaire que l'on n'ait pu s'en dispenser ? C'est une question que l'on auroit tort de proposer, puisque l'événement a prouvé que la plaie pouvoit guérir sans recourir à ce moyen. L'opération n'auroit eu d'autre mérite que celui d'égaliser la plaie : mais reste à savoir si, en l'égalisant, elle se seroit cicatrisée plus promptement ? il est prouvé que non (*); ou si elle auroit été moins susceptible d'accidens ? il, est encore prouvé que non. C'est ce que confirment les faits suivans.

Le même jour et à la même époque, le citoyen Maquin, fusilier à la quatre-vingt-quatrième demi-brigade, eut les deux jambes emportées par un boulet. La droite tenoit encore au tout par quelques lambeaux ; elle fut amputée : mais la plaie résultant du coup qui avoit complétement détruit la gauche, resta telle, et on la pansa avec soin et méthode. Le sujet étoit d'ailleurs jeune, plein de courage, d'une bonne constitution, et réservé dans le régime. On croira sans peine que la suppuration fut beaucoup plus prompte dans la plaie accidentelle que dans celle suite de l'amputation, et il est même à présumer que c'est à cette suppuration, en quelque sorte prématurée comparativement, que

---

(*) *Voyez la section sixième.*

l'on doit attribuer la non-apparition des accidens ordinaires. On se persuadera difficilement, peut-être, que celle-ci a été plus lente à se cicatriser que celle-là. La chute d'une portion considérable du tibia, et une moindre du péroné, a prévenu la résection de l'os. Le quarantième jour, la plaie touchoit au terme de sa guérison.

Schmucker parle aussi d'un officier qui eut les deux bras emportés par un boulet. Ils ne furent point amputés, et la guérison n'en fut pas moins prompte. Il est même dit que les accidens furent très-légers, et qu'à peine le malade éprouva le moindre ressentiment de fièvre.

Ce savant praticien assure avoir vu également, et plusieurs fois, des cuisses emportées, dont le sort a été le même. Il cite, entre autres, un officier de distinction, auquel, après la perte d'une cuisse, on ne scia point la portion du fémur, quoiqu'elle fît une saillie de quatre travers de doigt.

Ces observations inspirent généralement à Schmucker de la répugnance pour l'amputation du moignon des membres emportés par le boulet : il dit qu'elle a rarement du succès ; et il n'avance rien de trop. Mais je ne sais si l'on doit en attribuer la cause, ainsi qu'il le croit, à la foiblesse du malade. S'il étoit vrai que l'insuccès de l'amputation ne dépendît que de cette foiblesse, on auroit peine à se le persuader, l'expérience se prononçant journellement d'une manière contraire à cette opinion, dans une foule de cas. Les accidens sont toujours en proportion des forces ; plus elles s'affoiblissent, moindres sont les accidens. J'ai amputé plusieurs membres à la suite d'ulcérations profondes, anciennes et incurables, où les os étoient cariés, chez des sujets dont l'extrême affoiblissement étoit la suite de longues et excessives suppurations ; j'ai toujours eu la satisfaction de voir ces plaies artificielles se cicatriser beaucoup plus promptement que celles faites à des personnes fortes et vigoureuses, blessées de coups de feu ou autrement.

J'ai cru voir, à cette occasion, que la fibre musculeuse, naturellement irritable, étoit plus usceptible d'irritation que jamais, immédiatement après le coup reçu ; que l'opération précipitée ajoutoit manifestement à l'action des vaisseaux, déjà beaucoup trop excitée, et que la fièvre vulnéraire, trouvant dans ce moment tumultueux un aliment, en devenoit plus forte et plus longue.

Mais les accidens ne se bornent pas tout-à-fait à la fièvre; pour peu que le mouvement d'accélération, de la part des solides, soit soutenu, il devient une source féconde de maux, que le plus habile en médecine se flatteroit envain de tarir à volonté : c'est ce que l'observation ne cesse de répéter chaque fois que l'occasion s'en présente.

Schmucker croit aussi à l'inutilité de la résection, par la scie ou par la tenaille incisive, des portions d'os qui dépassent le niveau des chairs, et préfère en attendre la séparation spontanée, qu'il propose néanmoins de solliciter par de légères secousses imprimées à l'os dans le cours des pansemens, parce qu'il croit que la forte contusion qu'ils ont éprouvée doit les porter naturellement à cette séparation.

Ce procédé a sans doute ses attraits; il est aussi conforme aux vœux de la saine chirurgie qu'à celui de la nature. Je l'ai adopté dans quelques cas particuliers; mais je ne me suis point assujetti à en faire une règle générale. J'ai vu par fois, de la part des parties vivantes, beaucoup de lenteur à séparer ces portions osseuses desséchées. Cette séparation, d'ailleurs, est d'autant plus longue à s'opérer que le sujet est plus foible et plus avancé en âge. Il arrive quelquefois aussi qu'elles sont retenues, et en quelque sorte enchâssées, dans les chairs. Ces différentes circonstances m'ont déterminé à suivre scrupuleusement les dispositions de la nature, c'est-à-dire, de resciser l'os, lorsqu'il n'est point ébranlé, et de lui en abandonner entièrement la séparation lorsqu'il est manifeste qu'elle s'en occupe.

Le second fait, que quelques-uns regardent encore comme un accident propre aux plaies, n'en exige pas moins de grandes considérations dans l'ordre pratique. Mais de ce que le tétanos ne leur est point habituel, il n'en est pas moins redoutable, quelle que soit l'époque à laquelle il les surprend. En se dépouillant des vices de l'usage dans l'examen de cette maladie, on voit manifestement que le tétanos est moins un accident propre à la blessure, de quelque genre qu'elle soit, qu'une affection particulière qui ne la complique qu'indirectement. Cela est tellement vrai, que jamais le tétanos, sous quelqu'acception qu'on l'envisage, relativement aux variétés qu'il présente dans sa manière d'être, et quel que soit le degré de force auquel il puisse être porté, ne dérange aucunement la marche ordinaire de la suppuration, ne la diminue, ni ne l'altère. Il y a mieux, car communément elle s'établit en dépit même de la résistance que paroîtroit devoir lui opposer l'inflexibilité des solides, ainsi que nous le répète, avec beaucoup d'autres histoires de cette affection, celle de Koval-Young, qui donne lieu à ces réflexions.

Si quelquefois le tétanos est survenu au moment de la cicatrisation d'une plaie; si cette cicatrisation a pu s'opérer indépendamment de l'existence de cette maladie, si enfin on l'a vu frapper des malades immédiatement après des cicatrisations parfaites ; ces différences dans les instans de son apparition, ne sont-elles pas autant de motifs déterminant à dire et à croire que le tétanos est une maladie particulière, absolument étrangère aux plaies en général, qui n'en sont qu'une cause éloignée, dont la source est dans la disposition où étoit le sujet au moment de sa blessure, et où il est encore durant sa maladie?

Mais pourquoi le tétanos, cette contraction musculeuse, constante et universelle, que l'on ne distingue peut-être point assez du spasme, ne survient-il qu'à la suite des plaies? pourquoi ne le voit-on jamais surprendre les personnes travaillées de fièvres de différens genres, de tumeurs humorales, quelle qu'en soit l'espèce, d'ulcères récens ou anciens, de fractures simples, etc.? pourquoi est-il excessivement rare encore, ou plutôt pourquoi n'est-il point ordinaire, de le voir succéder à la plupart des grandes comme des moindres opérations de chirurgie, telles que le trépan, la taille, l'empième, l'amputation, l'extirpation du cancer des mamelles, etc.?

La solution de cette question satisferoit nos désirs, en même temps qu'elle pourroit nous instruire de la vraie cause de cette maladie chez les nouveaux blessés accidentellement, s'il étoit vrai qu'elle fût une et qu'elle dépendît uniquement de la plaie. Ne seroit-il pas possible que ceux qui ont prétendu la voir dans la lésion de certaines parties, se fussent trompés? Sur trente individus dont les blessures compromettent exactement les mêmes parties et au même degré, un seul peut être affecté du tétanos; et quand j'en supposerois gratuitement quatre sur ce nombre, qu'en résulteroit-il, dès que les vingt-six autres n'éprouveroient pas les plus légers symptômes de cette affection? Qu'en conclure donc, sinon qu'elle n'a pas, si communément qu'on le croit, un rapport direct avec la plaie?

On propose une autre question, qui consiste à savoir si le tétanos ne dépendroit pas de la nature de l'instrument qui a fait la blessure; et personne ne répond. Il semble, cependant qu'on pourroit donner à cette proposition un développement satisfaisant. Cette opinion, qui n'est pas nouvelle, trouveroit sans doute quelques partisans, par les probabilités qui sont en sa faveur. L'observation dit, en effet, qu'il est extrêmement rare de voir survenir le tétanos à une plaie faite par instrumens tranchans, que cette plaie soit large ou profonde, et quelles que soient les parties qu'elles intéressent, tandis qu'il paroît avoir adopté de préférence les plaies faites par les instrumens piquans ou déchirans, et particulièrement celles qui sont la suite de coups dirigés par les armes à feu. On ne voit pas non plus le tétanos après les plaies contuses, faites par des corps orbes, tels que le bâton, la pierre, etc.

Il y a donc au moins lieu de présumer, qu'en cas pareil cette affection a son principe dans les nerfs irrités, les uns par la piqûre, les autres par le déchirement et par la violente secousse qu'ils éprouvent dans l'instant du coup. Mais, quoi qu'il en soit, cela ne satisfait point totalement à la question, puisque tous les blessés de la même manière, et chez qui les mêmes parties ont été intéressées, ne sont pas atteints de cette maladie. Il est généralement reconnu que, si les nerfs sont à demi déchirés, tiraillés ou tendus à un certain point, ils donnent évidemment occasion à des douleurs cruelles, suivies de mouvemens convulsifs qui ne cèdent qu'à la chirurgie opératoire ; il faut donc qu'il y ait des causes secrettes de cette affection qui agissent conjointement, et l'observation paroît avoir levé tous les doutes à cet égard.

Le plus grand nombre d'entre ceux qui ont paru vouloir s'occuper du tétanos chez les blessés, ne nous éclairent pas, à beaucoup près, sur la nature réelle de ses causes, d'où vient que les divers moyens proposés pour le combattre avantageusement, sont presque généralement infidèles, pour ne pas dire nuls. Qu'on ne s'étonne donc pas si la plupart des écrivains se répètent, lorsqu'il est question de définir et de diviser cette maladie ; c'est qu'ils se sont successivement copiés : aussi retrouve-t-on partout la même doctrine et les mêmes autorités. Plusieurs d'entr'eux sont des témoins muets, qui ont écrit sur la foi des rapports ; et Cullen est de ce nombre. Malgré cela, cependant, son nom est respecté parmi ceux qui disent écrire d'après l'observation ; lui Cullen, qui convient humainement n'avoir rien vu du tout en ce genre, et n'en parler que par tradition !

Cette vérité, que l'on ne pourroit contester

sans partialité, éclaire sur les motifs de contrariété de l'opinion des auteurs entre eux. Ceux qui n'ont pas vu, prétendent être aussi instruits que les autres sur le fait; et de cette manière ce qui devoit être utile à l'art, lui est préjudiciable.

Il est incroyable jusqu'où le désir d'instruire sur cette maladie a porté certains écrivains, qui ont absolument voulu en parler. Ils nous font observer, par une distinction très-savante, que cette affection prend le nom de mal de mâchoire chez les enfans, et qu'elle retient celui de tétanos chez les adultes, comme si cette maladie n'étoit pas la même chez les uns que chez les autres, et si elle s'annonçoit différemment que par le serrement et la contraction de la mâchoire inférieure.

Ils prétendent ensuite, en parlant des causes de cette maladie, qu'elles sont les mêmes (pour tous les âges, sans doute), et observez que ces causes comprennent généralement celles qui donnent lieu, chaque jour et à chaque instant, à différentes espèces d'affections.

Partant de ce grand et universel principe, on indique et recommande le même remède comme salutaire dans tous les cas ; et certes, ils ont raison ceux-là, puisque, selon eux, toutes ces causes n'en font qu'une. Est-ce donc parce que le tétanos est endémique dans une partie du monde, que là les enfans en sont plus particulièrement atteints pour cause des variations subites de l'air, etc., qu'on aura la complaisance de croire à la spécificité d'un remède, qui ne les guérit pas toujours, contre le tétanos suite des blessures, et dont les causes sont si souvent différentes ?

Que penseroit-on de celui qui proscriroit les différentes préparations mercurielles, et vanteroit par-dessus tout l'oxigène, contre toute espèce de symptômes vénériens, sans égard pour leur diversité, pour l'âge, la constitution du malade, la nouveauté ou l'ancienneté du mal ? Que penseroit-on encore de celui qui prétendroit voir un spécifique contre l'épilepsie dans le kina, le camphre et l'opium, parce que ces remèdes combinés ont eu des succès dans quelques cas particuliers ? Ne seroit-il pas aussi déraisonnable dans ses prétentions, celui qui recommanderoit contre la même maladie, à l'exclusion de tous autres remèdes, la valériane, ou les feuilles d'orangers, ou l'application du cautère actuel près la suture sagittale, et l'alkali pour préservatif, parce qu'il sera résulté de l'usage de ces moyens des effets heureux, dus à la connoissance de la cause qu'en avoit le médecin qui les a employés?

Il en est ainsi, par comparaison, du tétanos chez les blessés, dont on est plus loin qu'on ne pense de savoir distinguer la vraie cause d'entre celles qui sont susceptibles d'y donner également lieu. Ceux qui, comme nous l'avons dit, ont imaginé que cette cause étoit toujours inhérente à la plaie, ont induit dans des erreurs préjudiciables : trop de confiance dans cette opinion a fait inciser, couper, taillader et amputer bien des membres en pure perte. Sont-ils au niveau des connoissances acquises, ceux-là, et justifient-ils du desir d'en acquérir, lorsqu'ils s'obstinent à ne pas sortir du cercle étroit de leur savoir, parce qu'ils croient bonnement qu'il n'y a rien au-delà?

Mais s'il est vrai, comme il n'y a pas de doute, que le mal persévère, ou qu'il s'accroisse malgré les incisions, les dilatations, les taillades et l'amputation, il faut bien que la cause n'en soit pas là; car il est certain que, tout étranglement cessant, et la suppuration relâchant les solides et épurant pour ainsi dire les humeurs, l'irritation fibrile, à laquelle on prête généralement cet accident, ne sauroit exister; et où donc la chercher, alors, cette cause, si ce n'est dans les premières voies, principalement chez les militaires blessés, qui nous ont fourni tant et tant d'exemples de tétanos depuis le commencement de la guerre, et dont la source étoit, moins encore dans les humeurs, que dans des vers qui occupoient en nombre l'estomac et les intestins?

On voit qu'il n'étoit point question, parmi cette multitude de cas, d'en accuser des évacuations supprimées, non plus que l'influence des excès du froid et du chaud, etc. Les affections que ces causes produisent sont d'un genre bien différent, et ceux qui ont fait la guerre savent à quoi s'en tenir à ce sujet. Mais quand, dans le cours des accidens primitifs, les évacuans ordinaires pris indifféremment, selon les indications, dans la classe des émétiques, ou des cathartiques, ne remplissent que des vues communes; que le malade se plaint d'inquiétudes ou de douleurs sourdes dans les différentes régions du bas ventre, d'un réveil subit, quelquefois d'insomnie, etc., sur quoi tombe le soupçon ? Le praticien clair-voyant sait distinguer parmi ces symptômes ceux qui annoncent la sabure pure et simple, ou l'existence des vers. C'est alors que, d'après des signes extérieurs particuliers, qui ne sont pas toujours aussi équivoques qu'on le dit, il croit devoir donner la préférence aux vermifuges sur tous autres remèdes.

L'observation et l'expérience ayant convaincu nombre de fois que la cause du tétanos, en cas pareil, dépendoit des vers dispersés dans les viscères creux des régions abdominales, ces remèdes administrés à propos n'ont cessé de produire des effets salutaires chez la plupart de ces blessés.

Le citoyen Laurent, médecin en chef de cet hôpital (*), dont je me plairois tant à placer ici l'éloge dû à ses talens et à ses vertus, si

___

(*) Aujourd'hui membre du Conseil des Cinq-cents.

l'amitié

l'amitié éternelle que je lui ai vouée sous ces deux rapports ne pouvoit le rendre suspect; le citoyen Laurent, dis-je, que la recherche de la cause de cette maladie si fréquente occupoit sans cesse, crut la voir, avec moi, dans la présence des vers; et certes la découverte n'étoit pas nouvelle. Dès-lors nous tournâmes nos armes contre eux, et les pressâmes vivement par tous les moyens qui étoient en notre pouvoir.

Les guérisons qui, d'après ce principe, se sont opérées sous nos yeux par l'usage soutenu des anthelmintiques, et l'ouverture des cadavres de ceux qui ont malheureusement succombé à cette maladie, chez lesquels nous avons trouvé un nombre plus ou moins grand de ces insectes, nous portèrent à croire que la cause du tétanos d'alors étoit la présence des vers dans ces viscères.

Laurent crut devoir le dire et l'écrire; mais avancer qu'il nie pour cela l'influence d'une irritation nerveuse locale, comme une des causes, par fois, de cette affection, c'est plus que de l'infidélité. C'est ce que nous lisons cependant dans l'analyse qu'a bien voulu nous donner tout récemment de ce petit ouvrage une personne de l'art, à qui on ne pourroit refuser sans injustice des connoissances étrangères, bien supérieures à celles qu'on a la foiblesse de compter pour quelque chose en France. Il porte la complaisance jusqu'à nous apprendre qu'il existe des observations d'un auteur anglais, M. Kirkland, qui prouvent que *le tétanos est souvent dû à une irritation locale, par les suites d'une blessure.* De semblables assertions de la part d'un savant tel que M. Kirkland, n'ajoutent malheureusement rien à ce que l'observation et l'expérience des autres nous avoient appris quelques siècles avant sa naissance. Mais, j'en demande pardon à l'apologiste, que nous importent les observations de cet Anglais à vue courte? détruisent-elles la vérité que Laurent établit, en faisant observer qu'ici ce n'étoit point l'irritation locale, mais bien une irritation intérieure, fort éloignée de la plaie, qui en étoit la cause? Dans l'histoire qui donne lieu à ces réflexions (celle de la maladie de Koval-Young), est-ce l'irritation locale qui a décidé l'opisthotonos, dont la rigueur ne s'est calmée qu'après avoir rendu beaucoup de vers ? Décidez-vous, et répondez juste, M. Kirkland. Si cette observation passe jamais sous vos yeux, je vous invite bien républicainement à nous faire part de vos objections. Je ne doute point de l'empressement que mettra à nous les transmettre en langue vulgaire, celui qui, comme nous, cherche la vérité, et qui désire, avec non moins d'ardeur que nous encore, l'étendue et la solidité des progrès de l'art, de la reconnoissance duquel il s'est rendu digne pour les avoir déjà pressés de tant de manières.

F I N.

TABLE.

Avant-propos.   Page 49.

SECTION PREMIÈRE.
   Définition de la plaie.   51.

SECTION DEUXIÈME.
   De la plaie simple et compliquée.   60.

SECTION TROISIÈME.
   De la différence des plaies, par rapport à leurs causes et à la force d'impulsion du choc.   63.

SECTION QUATRIÈME.
   Des plaies faites par instrumens tranchans.   68.

SECTION CINQUIÈME.
   Des plaies faites par instrumens piquans.   81.

SECTION SIXIÈME.
   Des plaies faites par instrumens déchirans.   102.

SECTION SEPTIÈME.
   Des plaies faites par instrumens contondans.   118.

SECTION HUITIÈME.
   Des causes et des effets de l'inflammation qui survient aux plaies.   135.

Section neuvième.
De la suppuration des plaies. 146.

Section dixième.
De la gangrène à la suite des plaies. 179.

Section onzième.
Des plaies de la tête en général. 205.

Section douzième.
Réflexions pratiques sur les plaies de poitrine. 219.

Section treizième.
Réflexions pratiques sur les plaies du bas ventre. 247.

Section quatorzième.
Réflexions particulières sur certaines plaies des extrémités. 266.

ERRATA.

Page 30, ligne avant-dernière, *Une*, lisez 5.° *Une.*

Page 50, ligne 20, *les vides que l'on*, lisez *les vides qu'on.*

Page 60, ligne 13, *aponeurotiques*, lisez *aponévrotiques.*

Page 86, ligne 4, *scalpet*, lisez *scalpel.*

Page 92, ligne 14, *fiché*, lisez *fichée.*

Page 94, ligne 2, *a les en croire*, lisez *à les en croire.*

Page 105, ligne 20, *trupèdes*, lisez *drupèdes.*

Page 161, ligne 17, *blessés*, lisez *blessées.*

Page 189, ligne avant-dernière, *émollians*, lisez *émolliens.*

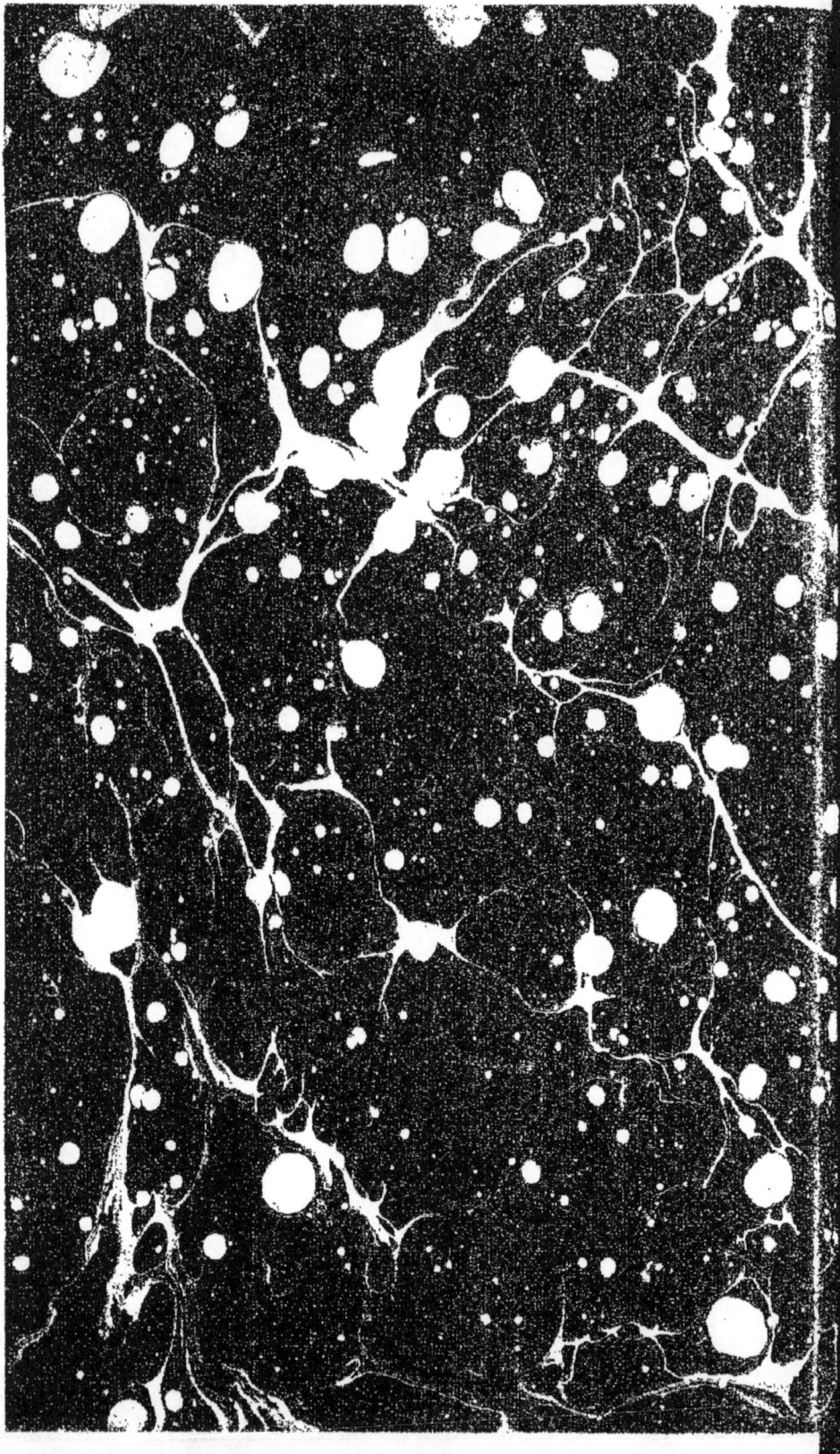

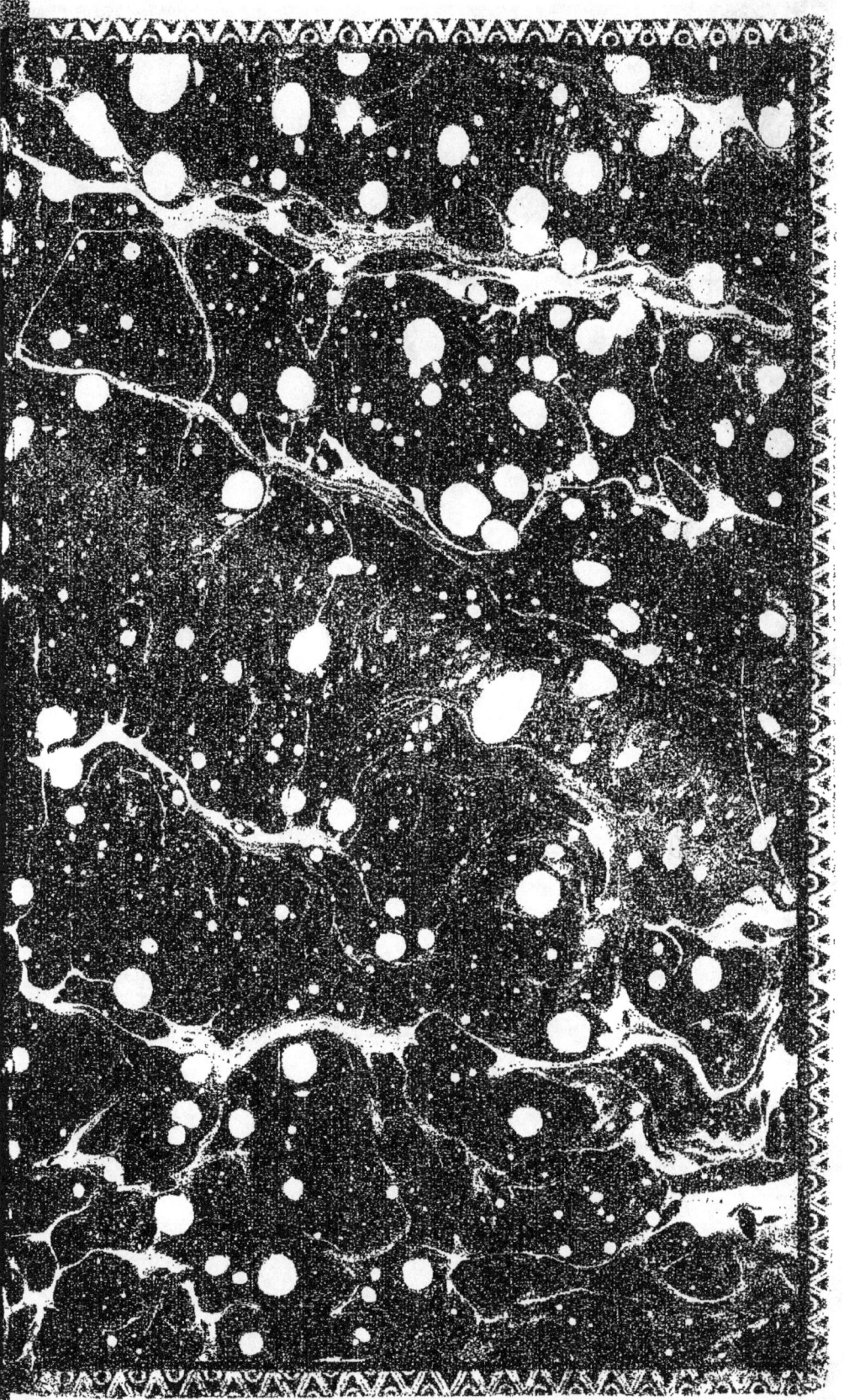

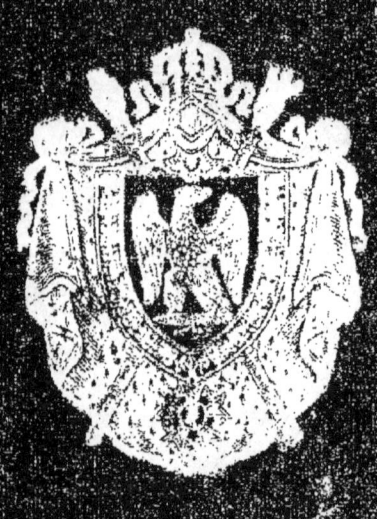

www.ingramcontent.com/pod-product-compliance
Lightning Source LLC
Chambersburg PA
CBHW071342150426
43191CB00007B/818